中等职业教育国家规划教材
全国中等中医药教材建设指导委员会审定

中成药知识

（中药专业）

主　　编　杨桂明（黑龙江中医药大学佳木斯学院）
副 主 编　刘春波（山东省中医药学校）
编　　委　（以姓氏笔画为序）
　　　　　李飞雁（遵义中医药学校）
　　　　　李美珍（河南省中医药学校）
　　　　　张俊生（天津市药科中等专业学校）
责任主审　郭鲁义（黑龙江中医药大学佳木斯学院）

全国百佳图书出版单位
中国中医药出版社
·北　京·

图书在版编目（CIP）数据

中成药知识/杨桂明主编．—北京：中国中医药出版社，2003.2（2024.12重印）
中等职业教育国家规划教材
ISBN 978-7-80156-405-4

Ⅰ．中…　Ⅱ．杨…　Ⅲ．中成药-专业学院-教材　Ⅳ．R286

中国版本图书馆CIP数据核字（2002）第099863号

中国中医药出版社出版
北京经济技术开发区科创十三街31号院二区8号楼
邮政编码　100176
传真　010-64405721
北京盛通印刷股份有限公司印刷
各地新华书店经销

开本787×1092　1/16　印张8.5　字数204千字
2003年2月第1版　2024年12月第18次印刷
书号　ISBN 978-7-80156-405-4

定价　25.00元
网址　www.cptcm.com

服务热线　010-64405510
购书热线　010-89535836
维权打假　010-64405753

微信服务号　zgzyycbs
微商城网址　https://kdt.im/LIdUGr
官方微博　http://e.weibo.com/cptcm
天猫旗舰店网址　https://zgzyycbs.tmall.com

如有印装质量问题请与本社出版部联系（010-64405510）

中等职业教育国家规划教材

出版说明

为了贯彻《中共中央国务院关于深化教育改革全面推进素质教育的决定》精神，落实《面向21世纪教育振兴行动计划》中提出的职业教育课程改革和教材建设规划，根据教育部关于《中等职业教育国家规划教材申报、立项及管理意见》（教职成［2001］1号）的精神，教育部职业教育与成人教育司组织力量对实现中等职业教育培养目标和保证基本教学规格起保障作用的德育课程、文化基础课程、专业技术基础课程和80个重点建设专业主干课程的教材进行了规划和编写，从2001年秋季开学起，将陆续提供给各类中等职业学校选用。

中药专业作为教育部确定的80个重点建设专业之一，主干课程共计15门，其中12门为国家规划教材，《市场营销》《中成药知识》《中药化学》3门课为国家中医药管理局中等中医药规划教材，供全国中等中医药学校中药专业使用。新教材全面贯彻素质教育思想，从社会发展对高素质劳动者和中初级专门人才需要的实际出发，注重对学生的创新精神和实践能力的培养。新教材在理论体系、组织结构和阐述方法等方面均作了一些新的尝试。

希望各地、各部门积极推广和选用本套规划教材，并在使用过程中，注意总结经验，及时提出修改和建议，使之不断完善和提高。

国家中医药管理局科技教育司

二〇〇二年十月

中等中医药教材建设指导委员会

中药类专业编审委员会

编写说明

本教材由国家中医药管理局组织编写，供全国中等职业教育中药专业使用。各校可根据自己所设专门化方向对本课程的不同需求选用其中内容。

中成药知识是中药专业的专业课程。随着中成药用量的日益增加，中成药知识在中药教育中的位置渐趋前移，已经成为中药专业的主干课程。

《中成药知识》是遵照中药专业主干课程教学指导方案的规定，充分考虑受教育对象的知识层次、接受知识的能力和其所适应的教育方式，根据中药工人岗位群对中成药知识的需要，本着知识实用、够用同时前瞻的原则，采用通俗、简捷、注重结果、回避高深理论的阐述手法，编写成书的。

《中成药知识》分上、下两篇。上篇为中成药基础知识，下篇为常用中成药及中成药新药。上篇和下篇的第二章、第三章由杨桂明编写；下篇的第一章第一节、第二节由张俊生编写；下篇的第一章第三节、第四节、第五节、第六节、第七节、第十节、第十五节、第十六节由李飞雁编写；下篇的第一章第八节、第九节由李美珍编写；下篇的第一章第十一节、第十二节、第十三节、第十四节由刘春波编写。全书由杨桂明统稿。

主编单位黑龙江中医药大学佳木斯学院的张忠奎、姜宇宙、刘宝密老师参加了本教材的统稿校对工作，本教材在编写中参阅借鉴引用了部分专家、学者的研究成果和论著，在此一并致谢！

本书虽几经易稿，但因编者水平所限，疏忽谬误之处在所难免，诚请广大师生及读者不吝指正。

编　者

2002 年 10 月

目　录

上篇　中成药基础知识

下篇　常用中成药及中成药新药

上篇　中成药基础知识

第一章　中成药概述

一、中成药概念

中成药是指以中药材为原料，在中医药理论指导下，按规定处方和标准制成一定剂型的药品。它无需像中药饮片那样，在临用时根据病情组方，经加工（煎煮、粉碎等）后使用，而是事先按规定处方和标准成批生产出来，临用时根据病情直接使用（不再加工）。它与西药的区别在于生产和使用是在中医药理论指导下进行的，而西药的生产和使用是在西医药理论的指导下进行的。所以中成药使用说明书中“功能主治”项下写有中医药概念、术语，而西药使用说明书中没有中医药概念、术语。

近年来，中成药的用量呈不断上升的趋势，因此，从事中药工作的人员掌握好中成药知识显得越来越重要。

二、中成药常见剂型

药物的剂型是指药物制剂的存在形式和状态。中成药的剂型是指从药材原料通过加工、制备变成某种中成药后的存在形态。如片剂、丸剂、注射剂等。药材原料应该制成什么样的中成药剂型，主要受下列因素制约：①所制成的剂型，在生产和贮藏过程中，能最大限度地保护有效成分；②所制成的剂型，在使用过程中，能最大限度地发挥疗效；③所制成的剂型，能最大限度地便于生产、运输、贮藏和使用。因此，中成药剂型多种多样。目前国家正式批准生产的中成药剂型有40余种。现将其中常见的简单介绍如下：

（一）丸剂

丸剂是指药材的细粉或药材提取物加适宜的粘合剂或辅料制成的球形或类球形制剂。

1. 蜜丸　是指药材细粉以蜂蜜为粘合剂制成的丸剂。其中每丸重量在0.5g（含0.5g）以上的称大蜜丸，每丸重量在0.5g以下的称小蜜丸。

2. 水蜜丸　是指药材细粉以蜂蜜和水为粘合剂制成的丸剂。

蜜丸的主要优点是在体内溶散速度慢，作用持久，适用于治疗慢性疾病。缺点是服用不方便，且易变硬、虫蛀、霉变、染菌。

3. 水丸 是指药材细粉以水（或根据制法用黄酒、醋、稀药汁、糖液等）为粘合剂制成的丸剂。其主要优点是个体小而便于服用，并可通过包衣来掩盖不良气味。缺点是易变硬而导致溶散时限不合格。

4. 糊丸 是指药材细粉以米糊或面糊等为粘合剂制成的丸剂。其主要优点是溶散速度慢从而减少了药物的刺激性和毒副作用。缺点是制备过程控制不好，会造成其溶散时限不合格及霉变。

5. 浓缩丸 是指药材或部分药材提取的清膏或浸膏，与适宜的辅料或药物细粉，以水、蜂蜜或蜂蜜加水为粘合剂制成的丸剂。根据所用粘合剂的不同，分为浓缩水丸、浓缩蜜丸和浓缩水蜜丸。其主要优点是体积小，有效物质相对含量增高，疗效因而增强，且服用、携带及贮藏均较方便。缺点是制备过程控制不好，会造成有效物质损失及溶散时限不合格而降低疗效。

6. 微丸 指直径小于2.5mm的各类丸剂。其主要优点是药体小，服用方便。

（二）散剂

散剂是指一种或多种药材混合制成的粉末状制剂。主要优点是表面积大，作用较丸剂、片剂、胶囊剂等快；剂量可随证增减；有一定的机械保护作用。缺点是挥发性成分易散失，易吸湿而变质。

（三）颗粒剂（冲剂）

颗粒剂是指药材提取物与适宜的辅料或与药材细粉制成的颗粒状制剂。凡单剂量压制成块的称块状冲剂。主要优点是作用迅速，生物利用度好；剂量可随证增减；体积缩小（便于携带、运输、贮藏），且含蔗糖，便于服用；清洁卫生。缺点是易吸潮变质。

（四）片剂

片剂是指药材提取物、药材提取物加药材细粉与适宜辅料混匀压制而成的片状或异形片状的制剂。分浸膏片、半浸膏片和全粉片。主要优点是服用、携带、运输、贮藏均方便；溶出度及生物利用度较丸剂好；可借包衣提高其稳定性；肠溶衣片尚有定位作用。缺点是溶出度及生物利用度较散剂、颗粒剂及胶囊剂等差。

（五）煎膏剂（膏滋）

煎膏剂是指药材用水煎煮、去渣浓缩后，加炼蜜或糖制成的半流体制剂。其主要优点是经过浓缩，体积减少，有效物质相对含量增高，疗效因而增强；吸收快，生物利用度高；因其含矫味剂，服用方便。缺点是因其是半流体，携带、运输、贮藏不方便；含水量大，且富含营养物质，易变质。

（六）胶剂

胶剂是指动物皮、骨、甲或角用水煎取胶质，浓缩成稠胶状，经干燥后制成的固体块状内服制剂。其主要优点是生物利用度较高；有效物质相对含量高，疗效好；因其含有冰糖，又是浓缩物，所以服用方便；清洁卫生。缺点是不仅易吸潮变质，而且易过分干燥而碎裂。

（七）糖浆剂

糖浆剂是指含有药物、药材提取物和芳香物质的浓蔗糖水溶液。其主要优点是含有大量蔗糖（有的也含芳香矫味剂等），便于服用，尤其是儿童；生物利用度较高。缺点是含水量大，且富含营养物质，易变质。

（八）巴氏膏剂

指药材提取物、药物与适宜的亲水性基质混匀后，涂布于布上制成的外用制剂。其主要优点是运输、携带方便，消除了口服药的诸多不便。

（九）合剂

合剂是指药材用水或其他溶剂采用适宜方法提取、纯化、浓缩制成的内服液体制剂（单剂量灌装者可称口服液）。其主要优点是属液体制剂，生物利用度高；剂量小，便于服用；有较为固定的控制标准，临床疗效可靠。缺点是含水量大，且富含营养物质，易变质。

（十）滴丸剂

滴丸剂是指固体或液体药物与基质加热溶化混匀后，滴入不相混溶的冷凝液中，收缩冷凝而制成的球形或类球形的制剂。其主要优点是疗效迅速，生物利用度高；丸重差异小，含量较准确；耳腔外用的滴丸具有长效作用。缺点是含药量低（多数滴丸重量都小于100mg），服用粒数多等。

（十一）胶囊剂

胶囊剂是指用以明胶为主料的壳体包裹药物而制成的囊状制剂。

1. 硬胶囊剂　指将一定量的药材提取物、药材提取物加药材细粉或辅料制成的均匀粉末或颗粒，充填于两节嵌合的空心胶囊中制成，或将药材细粉直接充填于空心胶囊中制成。

2. 软胶囊剂　指将一定量的药材提取物加适宜的辅料混合均匀密封于球形、椭球形或其他形状的软质囊材中，用压制法或滴制法制成。软质囊材是由明胶、甘油、水或（和）其他适宜的药用材料制成。

3. 肠溶胶囊剂　指硬胶囊或软胶囊壳经适宜方法处理或用其他药用高分子材料加工而成，其囊壳不溶于胃液，但在肠液中崩解而释放活性成分。

胶囊剂的主要优点是囊壳掩盖了药物的气味，便于服用；囊壳的保护作用提高了药物的稳定性；尚可制成定时定位释放药物的胶囊；含油量高（易走油）者及药物的油溶液（液体药物生物利用度高）可制成软胶囊。刺激性较强的药物，因胶囊在胃中溶化快，释放药物速度快，导致局部药物浓度过高而刺激胃粘膜，不宜制成胶囊剂。

（十二）酒剂

酒剂是指药材用蒸馏酒提取制成的澄清液体制剂。其主要优点是，由于酒甘辛大热而能通血脉、行药势及散寒的药性，某些用于治疗风寒湿痹的方剂和祛风活血、散寒止痛的方剂，制成酒剂应用效果较好；酒是美味饮料，酒剂易被嗜酒患者接受；酒能防腐，不易滋生微生物。缺点是不适于孕妇及心脏病、高血压患者和厌酒者服用。

（十三）酊剂

酊剂是指药物用规定浓度的乙醇提取或溶解而制成的澄清液体制剂。亦可用流浸膏稀释制成。其主要特点与酒剂相似。

（十四）流浸膏剂与浸膏剂

流浸膏剂或浸膏剂是指药材用适宜的溶剂提取，蒸去部分或全部溶剂，调整浓度至规定标准而制成的制剂。本剂型少数直接供临床应用，多为配制其他制剂的原料。

1. 流浸膏剂 除另有规定外，流浸膏剂每1ml相当于原药材1g。

2. 浸膏剂 除另有规定外，浸膏剂每1g相当于原药材2～5g。

（十五）膏药

膏药是指药材、食用植物油与红丹（Pb_3O_4）炼制成膏料，摊涂于裱背上制成的外用制剂。其主要特点与巴氏膏剂相似。

（十六）橡胶膏剂

橡胶膏剂是指药材提取物、药物与橡胶等基质混匀后，涂布于布上的外用制剂。其主要特点与巴氏膏剂相似。

（十七）软膏剂

软膏剂是指药物、药材、药材提取物与适宜基质制成具有适当稠度的膏状外用制剂。其主要优点是使用方便。缺点是易污染衣物。

（十八）露剂

露剂是指含挥发性成分的药材用水蒸气蒸馏法制成的芳香水剂。其主要优点是生物利用度高。

（十九）茶剂

茶剂是指含茶叶或不含茶叶的药材或药材提取物制成的用沸水冲服、泡服或煎服用的制剂。分为茶块、袋装茶和煎煮茶。主要优点是使用方便。

（二十）注射剂

中药注射剂是指从药材中提取的有效物质制成的可供注入体内的灭菌溶液或乳状液，以及供临用前配成溶液的无菌粉末或浓缩液。其主要优点是发挥作用快，可用于抢救危重病人。缺点是使用不方便。

（二十一）栓剂

栓剂是指药材提取物或药粉与适宜基质制成供腔道给药的固体制剂。其主要优点是消除了口服药易受胃肠液和肝脏首过作用的破坏、药物对胃粘膜的刺激、有的患者不愿或不能接受等不利因素。

（二十二）气雾剂、喷雾剂

气雾剂系指药材提取物或药材细粉与适宜的抛射剂装在具有控制阀门系统的耐压严封容器中，使用时借助抛射剂的压力将内容物呈细雾状或其他形态喷出的制剂。不含抛射剂，借助手动泵的压力将内容物以雾状等形态喷出的制剂称为喷雾剂。其主要优点是奏效迅速，保存性好，剂量准确，副作用小。缺点是封装不严密时抛射剂易渗漏而失效；抛射剂有致冷效应，易引起受伤皮肤不适。

三、中成药发展概况

（一）中成药的起源

中成药起源当在战国以前十分久远的年代，人们为了使用方便，在长期的用药实践中借鉴饮食方面的经验，创造了中成药。到了战国时期，中成药的剂型种类已经达到了较多的数量，制备工艺也达到了一定的水平。这可从长沙马王堆汉墓出土的医书《五十二病方》中得到证实。据考证，该书很可能成书于战国时代。书中记载了饼、曲、酒、油、丸、散、膏、丹、胶等中成药剂型，并对各剂型的制作方法进行了描述。如对于丸剂的制备有这样的记载："冶（研）芜本（根）、防风、乌喙、桂皆等，渍以淳酒而丸之，大如黑叔（菽）而吞之。始食之，不知益之。"

（二）中成药发展

1. 中成药自由发展时期　战国时期至梁代。《五十二病方》成书时，人们已经积累了一定的中成药知识。此后，中成药进入了自由发展时期，医家们（当时医药处于一体）各行其道，根据临床需要生产，没有规范，甚至没有一个可效仿的模式。但这一时期中成药确实得到了很大的发展：创造了十余种剂型，使用了"成药"的概念，提出了根据药性、病情选择剂型和给药途径的理论，中成药制备工艺也有所提高。

现存最早的中医药学著作《黄帝内经》收载的成方13首中，就有10种中成药，并有丸、散、酒、丹等剂型。

现存最早的本草学书籍《神农本草经》，成书于东汉时期，该书对中成药剂型的运用作了具体阐述："药性有宜丸者，宜散者，宜水煎者，宜酒渍者，宜膏煎者，亦有不可入汤酒者，并随药性，不可违越。"提出了根据药性选择剂型的理论。

东汉末年，张仲景（公元150～219年）所著的《伤寒杂病论》收载成方370首，其中中成药61种，包括丸、散、酒、醋、饮、栓、软膏、煎膏、灌肠、熏烟、滴耳、滴鼻等十余种剂型。散剂又分吹鼻散剂、外用散剂和舌下散剂。该书还对许多剂型的制作方法作了较为详尽的论述，如丸剂的制备有炼蜜为丸、枣肉和丸、姜汁泛丸、鳖甲煎取胶汁制炼成丸等。

晋代葛洪（公元283～363年）撰写的《肘后备急方》收载了很多中成药方剂，包括铅硬膏、干浸膏、蜡丸、浓缩丸、锭、灸、熨、尿道栓、饼、丹等剂型，并第一次使用了“成药”的术语，对中成药作了专门论述。

梁代陶弘景（公元456～536年）所著的《本草经集注》中，有“疾有宜服丸者，宜服散者，宜服汤者，宜服酒者，宜服膏煎者，亦兼服参用所病之源以为其制耳”的论述，总结提出了按病情需要来确定用药剂型和给药途径的理论。书中还考证了古今度量衡，并规定了丸、散、膏、药酒的制作常规。

2. 中成药规范发展时期

（1）初级阶段：梁代至中华人民共和国建立。这一时期中成药的发展主要表现在中成药生产工艺过程的趋向规范，中成药剂型逐渐改进、完善和增多，新工艺、进口药材的大胆引进，中成药质量不断提高。

《本草经集注》规定了中成药制作常规，说明当时有些医药工作者已经注意到了中成药生产工艺的规范与否直接影响其临床疗效，并自觉执行合理的中成药生产工艺规程，以控制其质量。这对当时及以后的中成药生产起着导向作用。

唐代孙思邈（公元581～682年）编著的《备急千金要方》和《千金翼方》、王焘著的《外台秘要》等收载中成药很多，不仅对中成药生产工艺进行了完善，而且使用了进口药材，如苏合香丸。

最早的中成药制剂规范当推宋代的《太平惠民和剂局方》，由陈师文编辑，朝廷刊行，收载中成药788种，详述了各种中成药的制作方法。其导向作用十分强大，将中成药的规范化生产推向了高潮，对当时及以后的中成药规范化发展产生了深远的影响。

元代忽思慧所著的《饮膳正要》中收载用蒸馏法制酒的工艺，酒中含醇量大为提高，有酒参与的制剂质量因此产生了质的飞跃。

明代李时珍著的《本草纲目》中收载中成药剂型近40种，包括了除片剂、注射剂等新剂型外的所有现代中成药剂型。

19世纪初至20世纪中叶，西药中的片剂、注射剂、胶囊剂等引入了我国，但是由于帝国主义的掠夺，我国的国力衰竭，民族垂危，中成药的发展当然也受到了极大的影响。

（2）高级阶段：中华人民共和国成立以后，政府对中成药的发展十分重视，相继建立了各级药品监督管理及检验机构，国务院先后颁布了《中华人民共和国药典》多版和各种有关中成药的管理条例及规定，各省、市、自治区陆续制定了中成药制剂规范和中成药质量标准，以及《中华人民共和国药品管理法》的实施，《新药审批办法》的实行，从法律意义上对中成药的生产、经营和使用进行了规范，在很大程度上保证了中成药质量，加之现代科学技术的引入，中成药有了飞速发展。

目前我国能生产各种中成药剂型40余种，中成药近8 000余种。1998年《国家基本药物（中药制剂品种目录）》中收载1 333个处方，1 570个品种。医药商业销售总额1953年为4.4亿元人民币，1997年中成药销售额为225.6亿元人民币，中成药销售额占药品总销售额的比重近年来由13.7%增至24%，增幅达75%以上。在中药类消费中，中成药所占比重由1984

年的49.8%上升到1997年的72%。

四、中成药发展方向

（一）提高中成药质量

中成药的质量是其发展的前提条件。质量是疗效的根本保障，疗效是中成药的使用价值。

1. 提高中成药规范化标准化程度　为了保证中成药的质量，必须使中成药全行业向规范化、标准化方向发展，以控制影响中成药质量的因素，解决其质量重复再现性差的问题。近年来中成药生产、经营的集约化以及我国制定、颁布的《药品生产质量管理规范》(GMP)、《医药商品质量管理规范》(GSP)、《中药经营企业质量管理规范》、《中药材质量管理规范》(GAP)、《药品非临床研究质量管理规范》(GLP)、《药品临床实验管理规范》(GCP)，将从中成药原料、生产、经营以及新药研制等多个环节推进中成药的规范化、标准化进程。

2. 提取中成药有效物质　利用现代科学技术手段弄清中成药的有效物质，去除无效物质，缩小体积，也是提高其质量的不可或缺的方法。

（二）优化中成药剂型

1. 完善现有剂型　通过引进新技术、新设备、新辅料及改进工艺、质控等手段来完善现有剂型，达到增效目的。

2. 开发新剂型　如控制释放制剂和定向制剂。控制释放制剂是使药物从制剂中按照设计要求释放，从而达到速效、高效、长效的目的。定向制剂（靶向给药系统）是一种“导弹式”的超微粒药物载体，通过静脉或口服给药，能将药物导向病变部位（靶区），达到作用直接、不影响其他部位的目的。

（三）开发中成药新药

通过挖掘古方、民间验方、临床医生多年摸索的高效方及将经典方中作用不大的组分去除以提高有效物质相对含量而研制成新的中成药等。

五、中成药分类

目前常见的中成药分类方法是按功能主治或按剂型分类。

（一）按功能主治分类

可分为解表类、清热类等。这种分类方法便于学习掌握中成药知识并能降低售药差错所带来的危害，所以本教材下篇和中成药零售单位均采用了这种分类方法。

（二）按剂型分类

可分为丸剂、散剂等。这种分类方法便于中成药的贮藏保管，所以中成药在仓库保管过程中多采用此种分类方法。

六、中成药命名

（一）传统命名法

传统的中成药品种繁多，创制时的条件不一，命名依据也有很大差别，但都有一定的意义和道理。其中有按药物组成命名的，如首乌地黄丸；有按功效、主治命名的，如肝胃气痛片；有按中医术语命名的，如通宣理肺丸等；有按剂量命名的，如七厘散；有按服用方法命名的，如川芎茶调散；有按来源命名的，如金匮肾气丸；有按产地命名的，如云南白药；有按人名、传说命名的，如华佗再造丸、天王补心丹等。

（二）现代命名法

卫生部在《新药审批办法》中对新研制的中成药命名作了明确规定，其原则是：命名应简短、科学，不用易误解和混同的名称；命名不应与现有药品的名称重复；药品一般不再另起商品名，以避免一方多名。中成药新药命名必须按此规定进行。

思考与练习

1. 什么是中成药，学习中成药知识有什么意义？
2. 中成药常见各剂型的概念和特点是什么？
3. 中成药经过了哪几个发展时期？
4. 今后中成药应如何发展？
5. 中成药常用分类法的优点各是什么？

第二章　中成药应用

一、中成药混乱品种

中成药使用历史较长，使用范围较广，加之信息传递手段的局限和中成药品种的繁多而规范化工作相对滞后，难免出现混乱现象。

（一）名称接近的中成药

有些中成药名称十分接近。但是，名称上的一字之差，如安宫牛黄丸和新安宫牛黄丸，复方丹参滴丸（丹参、三七、冰片）和复方丹参注射液（丹参、降香），其处方组成不完全相同，药效当然有所差异，在使用时应该注意区分，避免混淆。

（二）同名异方的中成药

有的中成药名称相同，但处方组成不同，如牛黄清心丸就有局方和天津方之别，冠心苏合丸至少有两种处方组成。

（三）同方异名的中成药

有的中成药处方组成相同但有多个名称，如清咽丸又叫清音丸，如意金黄散又叫金黄如意散或金黄散。

（四）同方不同剂型的中成药

处方组成相同而剂型不同的中成药临床疗效有的基本相同，有的则差异很大，使用时必须注意。如复方丹参片与复方丹参滴丸之间的生物利用度相差很大，复方丹参滴丸的有效物质溶出速度和吸收速度很快，可以用于急救，而复方丹参片则一般不用于急救。

二、影响中成药药效的因素

（一）中成药原料质量

中成药原料的质量是影响中成药药效的最重要因素之一，也是最难控制的因素之一，因为药材的生产条件很难重复。目前多采用使用地道药材，并注意药材的生长时间和采收时间，以及使用按《中药材质量管理规范》（GAP）生产的中药材来控制中成药原料的质量。

（二）中成药原料的炮制

在炮制中成药原料时，不同炮制工作者及不同的炮制方法，所炮制的原料含有的成分不尽相同，会直接影响到中成药的药效。解决的办法是使药材炮制规范化、标准化。

（三）炮制用的辅料和制备时用的附加剂

符合不同质量标准的辅料和附加剂，质量不同，制成的中成药药效肯定会有差异，所以要尽量使用符合相同质量标准的辅料和附加剂。在目前质量标准不能完全反映产品内涵的情况下，要尽量使用各方面条件相同的辅料和附加剂。

（四）中成药制备工艺

不同的制备工艺或不同生产者所生产的中成药质量不尽相同，这只能靠生产工艺的规范化、标准化来解决。

（五）中成药剂型

同一种类的药物其剂型不同则吸收过程必然不同。它们既与剂型有关，往往又与受药部位的体液对药物的溶解速率有关。有实验表明牛黄解毒丸比牛黄解毒片（糖衣）释放度慢2～3倍。

（六）生理因素

1. 胃肠道环境 胃与肠的结构特点、解剖面积和理化环境均不相同，各部分对药物的吸收自然有着很大差别。中成药大部分在小肠内吸收，少部分在胃内吸收，而在大肠内吸收的药物极少。

2. 胃空速率 有些药物在胃酸或胃内酶的作用下不稳定，在胃内停留的时间直接影响药物的疗效，所以胃空速率影响药效的发挥。

3. 生理条件 女性对药物感受性比男性大，少年对药物的吸收比老年快，且疾病等其他因素都可能影响机体的生理条件，从而影响药物疗效的发挥。

4. 食物种类 不同食物所含化学成分不同，不同成分与药物共存，当然会对药物成分产生影响，进而影响药效，所以中药有忌食之说。

三、中成药配伍

同一病人往往需要同时接受多种药物治疗，在体内发生多种成分相互作用，其结果可能有利于疾病的治疗（如麝香、牛黄和蟾酥均能抑制炎症的肉芽形成，半数抑制量分别为388mg/kg、433mg/kg、159mg/kg，麝香、牛黄相伍后半数抑制量降到129mg/kg，麝香、牛黄和蟾酥三者相伍后半数抑制量降到69.4mg/kg，用量明显低于单味药），也可能引起不良反应。所以在中成药伍用时，必须慎重，含有相反相畏组分或能引起不良反应的两种中成药不能同时使用。

四、中成药用药禁忌

（一）病情禁忌

有些药物能加重某些疾病的病情，如多汗、津液亏损者忌解毒药物，阳气不足者忌清热药物，气虚者忌理气药物，久病者忌攻下药物等。

（二）妊娠禁忌

能损伤胎元或引起堕胎流产的药物，孕妇当根据具体情况禁用、忌用或慎用。

（三）服药禁忌（忌口）

有些食物能影响药效或产生不良反应，服药治疗期间应该忌食。忌口多是忌食生冷、油腻等不易消化及有刺激性的食物。如热证忌食辛辣油腻，寒证忌食生冷，皮肤病及疮疖痈毒忌食鱼、虾等水产品及羊肉等。

五、中成药用药时间

中成药的用药时间应该科学掌握，以便充分发挥药物作用，减少药源性疾病的发生。一般口服中成药每日用药 2～3 次，于早、晚，或早、中、晚各服 1 次。两次用药间隔不可过长，否则血液中有效物质由于分解、代谢而浓度低于治疗标准，就会在时间上出现治疗盲区，其结果是治疗过程延长，甚至不能治愈。不同种类中成药的用药时间应加以区别，如健脾、补益、止泻药等宜饭前服；驱虫药宜清晨空腹或睡前服；镇静安眠药宜睡前 1～2 小时服；解表药宜及时服；治疗哮喘的中成药宜晚上服用等。

六、中成药用药方法

不同情况要选用不同的用药方法。

（一）按病情选择给药方法

一般病情，口服有效，则多采用口服给药，不考虑注射，避免中成药注射剂引起不良反应；需要急救的病人，应采用药效发挥迅速的静脉注射、静脉点滴或舌下给药；皮肤及阴道疾病常用外治法；气管炎、哮喘病人可口服给药，也可采用气雾剂吸入疗法。根据病情集中用药：一是病情复杂时可同时使用几种中成药；二是在病情好转但尚未痊愈时不可终止用药，因为这样不仅极易出现反弹，而且也易造成机体耐药，给治疗带来更大困难；三是用药当病愈即停，防止因药物蓄积造成对机体的伤害，尤其是含有毒性成分的中成药不宜长期服用。

（二）按剂型要求选择给药途径

如外用药不可内服，因为外用药往往含有毒性大的成分；内服药不可外用，因为内服药往往细度不够，且制备时也不考虑透皮问题，所以外用一般吸收利用不好。

七、中成药用药剂量

用药剂量必须适当，多则可能产生药源性疾病而伤害身体，少则不能治病或导致机体产生耐药性。根据病人的病情、年龄、性别、生活习惯、病理生理状态和联合用药情况，合理制定用药剂量。因为这些个体差异的不同，对药物反应也不同，均影响药物的有效性和安全性。儿童、老人因对药物代谢能力不全或衰退，机体耐受性较差，易发生药物蓄积，引起毒性反应。病人的营养水平、健康状况、脏器功能、是否妊娠等，均影响对药物的代谢能力和耐受能力，以及毒性反应的发生与严重程度。

八、中成药药源性疾病

（一）中成药药源性疾病的概念

中成药药源性疾病的定义：中成药药源性疾病是指中成药不良反应和非正常使用中成药（如不合格的中成药、超量、超时、错用等）致使机体某（几）个器官或局部组织产生功能性或器质性损害而出现的一系列临床症状与体征。

中成药不良反应的定义：中成药不良反应是指合格的中成药在正常用法、用量时出现的与用药目的无关的或意外的有害反应。不良反应包括毒性作用、后遗效应、过敏反应、继发反应、特异性遗传因素等。

（二）中成药药源性疾病的预防与治疗

1. 中成药不良反应引起的药源性疾病的预防与治疗 根据患者身体状况和对不良反应的承受能力，仔细选择使用中成药，可有效避免不良反应的发生或降低不良反应的程度。不良反应一旦发生，应采用科学护理、对症下药进行治疗，程度严重者应换用他药。

2. 非正常使用中成药引起的药源性疾病的预防与治疗 正常正确使用中成药（根据病情，严格按照药品标准规定的用法、用量或其他与所用中成药相关的科学信息使用）是预防非正常使用中成药引起药源性疾病的唯一方法。一旦因为用药不当产生了药源性疾病，应该及时纠正错误，并采用科学护理、对症下药进行治疗。

九、中成药国家基本药物、处方药和非处方药

（一）中成药国家基本药物

国家基本药物是由国家按既满足人民群众用药需求，又有利于控制医药费用，减少药品浪费和不合理用药的方针，按基本药物应包括预防、诊断、治疗各种疾病的药物，品种数约占现有品种的40% ~50%左右，随着药物的发展和防病治病的需要每两年调整一次而制定公布的药物。

1. 国家基本药物的来源 国家药品标准收载的品种，国家批准正式生产的新药，国家批准进口的药品。

2. 国家基本药物的遴选原则

（1）临床必需：基本药物必须能够满足绝大部分人口卫生保健的需要，在任何时候都应有合适的品种。

（2）安全有效：通过临床使用和实验室的评价证实疗效确切、不良反应小且质量稳定的品种。

（3）价格合理：在临床必需、安全有效的前提下，必须考虑整个疗程的费用合理。

（4）使用方便：必须要有合适的剂型和适量的包装，适于在不同层次、不同规模的医疗机构使用，方便医患双方，同时有利于运输和储藏。

（5）中西药并重：在遴选基本药物过程中，应该把中药和西药摆在同等重要的地位。

3. 我国基本药物遴选工作简介　1992 年 2 月 1 日，成立了由卫生部、财政部、原国家医药管理局、国家中医药管理局、总后卫生部领导和部分专家组成的国家基本药物遴选领导小组。1996 年初公布了第一批国家基本药物目录，西药有 26 类，699 个品种，中药制剂（中成药）1699 种。1998 年公布了调整后的国家基本药物目录，西药 27 类，740 个品种，中药制剂（中成药）1 333 个处方，1 570 个品种。

（二）中成药处方药和非处方药

1. 中成药处方药和非处方药基本概念

（1）处方药：是指需凭医师处方才能到药房或药店购买的药品，即需在医师或其他医务人员指导下使用的药品。可简称为 Rx。

（2）非处方药：是指经国家药品监督管理局批准，不需医师处方，消费者按药品说明书可自行判断和使用的安全有效的药品。这类药品多属于维持和增进健康，缓解轻度不适，或治疗轻微病症的药品。简称 OTC。

2. 中成药处方药和非处方药遴选原则

（1）遴选原则：应用安全，疗效确切，质量稳定，使用方便。

（2）遴选范围与依据：第一批中成药非处方药遴选范围为《中华人民共和国药典》（1995 年版）一部，《卫生部部颁药品标准中药成方制剂》1 ~ 13 册，《新药转正标准》1 ~ 12 册，《中药保护》一分册。遴选出的第一批中成药有 160 个品种（每个品种含有不同剂型）。

（3）遴选分类：参照国家中医药管理局发布的《中医病症诊断疗效标准》分为 7 个科，即内科用药、外科用药、骨伤科用药、妇科用药、儿科用药、皮肤科用药、五官科用药。

3. 中成药处方药和非处方药管理方法　国家药品监督管理局局务会议通过了《处方药与非处方药分类管理办法》（试行），1999 年 6 月 18 日以第 10 号国家药品监督管理局令发布，自 2000 年 1 月 1 日起施行。

主要内容是：

（1）处方药必须凭执业医师或执业助理医师处方才可调配、购买和使用；非处方药不需要凭执业医师或执业助理医师处方即可自行判断购买和使用。

（2）非处方药分为甲、乙两类。乙类非处方药是更安全、消费者选择更有经验和把握的药品，这类非处方药可以在经省级药品监督管理部门或其授权的药品监督管理部门批准的其他商业企业（如超市、宾馆、副食店等）中零售。

（3）非处方药标签和说明书除符合规定外，用语应当科学、易懂，便于消费者自行判断、选择和使用。非处方药的标签和说明书必须经国家药品监督管理局批准。

（4）非处方药的包装必须印有国家指定的非处方药专有标识；每个销售基本单元包装必须附有标签和说明书。

（5）处方药只准在专业性医药报刊上进行广告宣传；非处方药经批准可在大众媒介上进行广告宣传。

(6) 非处方药可以进入医疗机构，医疗机构根据患者病情需要决定或推荐使用非处方药；处方药也可以继续在社会零售药店中销售。

思考与练习

1. 使用中成药过程中，应从哪几方面注意杜绝中成药混乱品种的出现？

2. 影响中成药质量的因素有哪些，各应如何控制？

3. 什么样的中成药不可伍用？

4. 使用中成药时，应该注意哪些用药禁忌？

5. 科学掌握中成药用药时间有何意义，如何掌握中成药用药时间？

6. 何为中成药正确的用药方法？

7. 怎样才能掌握好中成药的用药剂量？

8. 中成药药源性疾病及不良反应的定义是什么，药源性疾病如何预防治疗？

9. 中成药国家基本药物、处方药和非处方药的概念各是什么，处方药和非处方药管理办法的主要内容是什么？

第三章　中成药质量检验

一、中成药质量外观检验

（一）中成药包装的观察

通过观察任意一种中成药的包装，都能初步判断这种中成药的真伪优劣，是否可以用它来给人治病。还可以通过观察中成药的包装，获得中成药的其他有用信息（如它是不是名牌，生产它的企业是好还是一般等）。

1. 中成药包装的概念　包在中成药外面，用来保护中成药的物体。包装可分成内包装和外包装。内包装是指直接与中成药接触的包装。外包装是内包装以外的包装。外包装可分为中包装和大包装。中包装是包装特定数量中成药个体或最小销售单元（一般付给患者时不宜再行拆分）的包装，多为盒、瓶、袋等。大包装是包装特定数量中成药中包装的包装，多为箱等。

2. 中成药包装的观察

（1）中成药包装应该完好：无破损，无霉斑，无虫蛀，无鼠害，无污染（水迹、油迹、其他颜色等），无挤压痕迹，封口未被开过。

如果发现有一种以上（含一种）与上述要求不符的现象，则判定为待验药品，不得付给患者，须经进一步检验，再做处理。

（2）文字、标志应该清晰、规范：中成药包装、标签及说明书所用文字必须以中文为主并使用国家语言文字工作委员会公布的规范化汉字，而且清晰易辨。药品信息的标志必须标示清楚醒目，不得有印字脱落或粘贴不牢等现象，并不得用粘贴、剪切的方式进行修改或补充。

如果发现有一项以上（含一项）与上述要求不符，则判定为待验药品，不得付给患者，须经进一步确认后，再做处理。

（3）中成药包装标签上应该明确标注与内盛药物相关的科学信息：内包装标签必须标注药品名称、规格及生产批号。中包装标签必须注明商标、药品名称、主要成分、性状、适应症或者功能主治、用法用量、不良反应、禁忌症、规格、贮藏、生产日期、生产批号、批准文号、生产企业等内容。由于尺寸原因，中包装标签不能全部注明不良反应、禁忌症、注意事项的，均应注明“详见说明书”字样。大包装标签必须注明药品名称、规格、贮藏、生产日期、生产批号、批准文号、生产企业、包装数量、运输注意事项。

如果发现缺少上述一项以上（含一项）者，则判定为待验药品，不得付给患者，须经进一步确认后，再做处理。

（4）查看中成药的有效期：中成药包装标签上应该注明有效期，有效期具体表述形式为：有效期至×年×月。如果某药包装标签上注明了“有效期至2010年1月”，则该药应用至2010年1月31日，2010年2月1日起不可再用。

（5）查看标签和说明书：中成药的每个最小销售单元的包装必须按照规定印有或贴有标签并附有内容详细而且通俗易懂的“药品说明书”。

中成药的“药品说明书”格式及内容为：

××××说明书

【药品名称】

品名：

汉语拼音：

【性状】

【主要成分】

【药理作用】

【功能与主治】

【用法与用量】

【不良反应】

【禁忌症】

【注意事项】

【规格】

【贮藏】

【有效期】

【包装】

【批准文号】

【生产企业】（地址、联系电话）

如果说明书中某一项目前尚不明确，应该注明“尚不明确”字样。

如果发现没有“药品说明书”或“药品说明书”的格式与上不同，或“药品说明书”中缺少上述一项以上（包括一项），则判定为待验药品，不得付给患者，须经进一步确认后，再做处理。

（6）中成药包装标签上的相关标识：包装标签上有“GMP”字样的中成药，如“通过GMP认证证书编号：A0158”，“国家GMP认证企业”等，说明该药是由取得《药品GMP证书》的企业或车间生产的，其质量的可信程度要比没有“GMP”字样者高。包装标签上有“OTC”字样的中成药，说明该药是非处方药。包装标签上的防伪标志是一种特殊标记，由于标记本身制造工艺科技含量较高，加上制造工艺保密，难以仿制，可起到防止他人非法仿制的目的。防伪标志与药品质量没有必然联系。

（二）中成药性状检验

中成药性状检验是用人的感官来观察中成药的形状、颜色、气味等物理性状，以判断中成药的质量。

中成药的性状是内在质量的反映，如果某种中成药的性状不符合规定，则说明其质量已经发生变化或某种使用功能丧失（如栓剂变形），不可再作药用。

每一种中成药的质量标准都作了该品种的性状规定，检验时按照其质量标准进行操作即可。现将常见剂型有关性状方面的共性问题介绍如下：

1. 丸剂　外观应圆整均匀、色泽一致。大蜜丸和小蜜丸应细腻滋润、软硬适中。蜡丸表面应光滑无裂纹，丸内不得有蜡点和颗粒。

2. 散剂　应干燥、疏松、混合均匀、色泽一致。其均匀度的检验方法是取供试品适量置光滑纸上，平铺 $5cm^2$，将其表面压平，在亮处观察，应呈现均匀的色泽，无花纹、色斑。

3. 颗粒剂（冲剂）　应干燥、颗粒均匀、色泽一致，无吸潮、软化、结块、潮解等现象。

4. 片剂　外观应完整光洁，色泽均匀。取供试品100片平铺于白底板上，置于75W光源下60cm处，在距离供试品30cm处，用肉眼观察30秒，直径0.15～0.18mm的杂色点应 $<5\%$，麻面 $<5\%$；包衣片有畸形者不得 $>3\%$。片剂应有适宜的硬度，以免在包装、贮运过程中破碎。

5. 胶剂　应为色泽均匀、无异常臭味的半透明固体。

6. 糖浆剂、合剂（含口服液）　除另有规定外，应澄清。不得有酸败、异臭、产生气体或其他变质现象。含有药材提取物的糖浆，允许有少量轻摇易散的沉淀。

7. 巴布膏剂　膏面应光洁、厚薄均匀、色泽一致，无脱膏、失粘现象。布面应平整、洁净，无漏膏现象。盖衬的长度和宽度应与背衬一致。

8. 滴丸剂　应大小均匀，色泽一致。

9. 胶囊剂　应整洁，不得有粘结、变形或破裂现象，并应无异臭。硬胶囊剂的内容物应干燥、松散、混合均匀。

10. 酒剂　应澄清。在贮藏期间允许有少量轻摇易散的沉淀。

11. 酊剂　应澄清。久置产生沉淀时，在乙醇和有效成分含量符合该品种各项下规定的情况下，可滤过除去沉淀。

12. 流浸膏剂　应无沉淀。久置产生沉淀时，在乙醇和有效成分含量符合该品种各项规定的情况下，可滤过除去沉淀。

13. 膏药　应乌黑光亮、油润细腻、老嫩适度、摊涂均匀，无红斑，无飞边缺口，加温后能粘贴于皮肤上且不移动。

14. 橡胶膏剂　膏面应光洁、厚薄均匀、色泽一致，无脱膏、失粘现象。布面应平整、洁净，无漏膏现象。盖衬两端应大于胶布。

15. 软膏剂　应均匀、细腻，具有适当的粘稠性，易涂布在皮肤或粘膜上并无刺激性。应无酸败、异臭、变色、变硬、油水分离等变质现象。

16. 露剂　应澄清。不得有沉淀、异物等杂质，不得有酸败、异臭、霉变等变质现象。

17. 注射剂　必须是澄明液体。直接接触药物的包装物不得有漏气现象。

18. 栓剂　外形应完整光滑，有适宜的硬度。无变形、发霉、变质现象。

19. 气雾剂和喷雾剂　应标明每瓶的装量和主药含量或药液、药材提取物的重量，具定量阀门的气雾剂还应标明每瓶的揿次和每揿的喷量或主药含量。

二、中成药鉴别

中成药的鉴别包括显微鉴别和理化鉴别，是根据中成药所含组分的显微特征及所含成分的理化性质来判断供试品真伪的操作。对中成药品种的判定十分重要，但是需要具备一定的条件方能进行。

三、中成药检查

中成药检查是指对中成药有效性、均一性、安全性与纯度要求的分析。检查的各项系指药品在加工、生产和贮藏过程中可能含有并需要控制的物质或性质。不同品种中成药需要检查的项目不同（如水分、重量差异、装量差异、溶散时限、均匀度、微生物限度、粒度、溶化性、崩解时限、相对密度、不溶物、装量、粘着力实验、赋形性实验、含膏量、总固体、甲醇量检查、耐热实验、硬度、澄明度、无菌、不溶性微粒、混悬液粒度、喷射速率、喷出总量、每瓶总揿次、每揿喷量、每揿主药含量、喷射实验等），检验时依照供试品质量标准进行即可。

四、中成药含量测定

（一）含量测定

中成药含量测定是用适当方法测定中成药中所含主要有效成分、有效部位或与其临床疗效有相关性成分的含量，以对中成药药效或药效与毒性（如士的宁）进行定量分析。目前，可以进行含量测定的中成药还不多，但随着中成药业的发展，可以进行含量测定的中成药品种逐年上升，测定方法也日见科学。《中华人民共和国药典》（1995 年版）一部收载中成药及单味制剂 398 种，其中规定含量测定者 50 种。《中华人民共和国药典》（2000 年版）一部收载中成药及单味制剂 458 种，其中规定含量测定者 135 种。

（二）浸提物测定

中成药浸提物测定是指将中成药用适宜的溶剂（水、甲醇、乙醇、正丁醇、乙醚等）提取，提取液除去溶剂得到干物质，再判定干物质含量是否符合规定的操作。它的意义在于，在目前只知道该中成药的有效物质存在于某种溶剂的浸提物中，具体成分尚不清楚或无法测定的情况下，对中成药进行较初级的含量分析。《中华人民共和国药典》（1995 年版）一部规定浸出物测定者 5 种。《中华人民共和国药典》（2000 年版）一部规定浸出物测定者 11 种。

思考与练习

1. 中成药包装的观察有哪些项目，发现有的项目与规定不符时应如何处理？
2. 中成药常见剂型的性状应该怎样，中成药外观性状与规定不符时应如何处理？
3. 何为中成药鉴别？
4. 何为中成药检查？
5. 何为中成药含量测定，中成药浸提物测定的意义是什么？

第四章　中成药新药

一、中成药新药的概念

中成药新药是指我国未生产过的中成药。已生产的中成药改变剂型、改变给药途径、增加新的适应症或制成新的复方制剂，亦按新药管理。中成药新药，从时间上讲，通常是指生产、上市10年以内的中成药。

二、获得中成药新药相关信息的途径

1. 专业性医药报刊　通过查阅医药报刊，可以获得中成药新药的信息。

2. 大众媒体　通过收视大众媒体的药品广告、新闻及专栏节目，可以获得中成药新药的信息。

3. 研究、生产单位　通过与中成药新药研究单位和生产厂家联系，可获得中成药新药的信息。

4. 药监、药检部门　国家药品监督局，各省（直辖市、自治区）、市（自治州）药品监督局及药品检验所掌握有中成药新药的大量信息。

三、应用中成药新药时应该注意的问题

1. 认真执行药品不良反应监测报告制度　药品不良反应监测是对合格药品在正常用法、用量时出现与用药目的无关的或意外的有害反应进行的监督和考察。

上市5年以内的中成药新药，报告该药品引起的所有可疑不良反应。

上市5年以上的中成药新药，主要报告该药品引起的严重、罕见或新的不良反应。

在使用中成药新药过程中发现可疑不良反应，应向所在省、自治区、直辖市药品不良反应监测机构或药品监督管理局报告。

2. 应用中成药新药应持积极而慎重的态度　首先应积极使用中成药新药，因为新药多有奇特的功效，很可能有理想的治疗效果。同时必须慎重，因为新药还可能存在预想不到的不良反应，会导致严重的后果。

思考与练习

1. 何为中成药新药？
2. 如何获得中成药新药的信息？
3. 应用中成药新药应注意什么？

第五章 中成药的保管与养护

一、中成药变质的现象及原因

（一）发霉（霉变）

中成药发霉是指在中成药表面或内部有霉菌生长的现象。

霉菌是不形成大的子实体的丝状真菌类。常引起中成药发霉的霉菌有毛霉、根霉、黄曲霉、灰绿曲霉、青霉、灰绿青霉、黄绿青霉、镰刀霉、刺黑乌霉、念珠霉和葡萄状穗霉等。

1. 发霉的现象 发霉的中成药表面或内部可见棉絮状、毛状、网状、团状或粉状的不同颜色的菌丝。霉菌在中成药上生长，能分泌酵素（酶），溶蚀中成药组分，分解中成药有效成分，导致中成药疗效降低或丧失。有的霉菌可产生毒素，霉菌毒素可引起肝、肾、造血组织等方面的损害，严重者可导致癌症，如黄曲霉菌的代谢产物黄曲霉毒素对生物体的肝脏有强烈毒性，还可致癌。

2. 发霉的原因

（1）霉菌孢子的存在：大气中自然存在大量的霉菌孢子，随时可落到中成药表面。

（2）养料充足：多数中成药含有蛋白质、糖类等能满足霉菌生长、繁殖的营养物质。

（3）环境适宜：适宜的植度（20℃～30℃）、水分（相对湿度75%以上或中成药含水量15%以上）。

只要上述三个条件全部得到满足，霉菌就可进行生长、繁殖（发霉）。

（二）生虫（虫蛀）

中成药生虫是指昆虫蛀蚀中成药所引起的破坏作用。

生虫的中成药可出现残缺、空洞、蛀粉（粉末状昆虫排泄物）等受破坏现象。

常蛀蚀中成药的昆虫有谷象、米象、大谷盗、药谷盗、锯谷盗、赤拟谷盗、日本标本虫、烟草甲虫、赤毛皮蠹、地中海粉螟、印度谷螟、粉斑螟、螨类等。

1. 生虫的现象 中成药生虫后，昆虫蛀蚀中成药组分，消耗有效成分，分泌异物，排泄粪便，抛弃蜕变残体、死亡尸体，昆虫本身又是带菌的媒介，种种破坏与污染现象，导致药效降低。有的昆虫本身对人体就有毒害作用，如服用染螨的中成药后会引起消化系统、泌尿系统或呼吸系统等疾病。

2. 生虫的原因

（1）昆虫的存在：昆虫广布自然界的各个角落，昆虫潜入中成药的途径多种多样。

（2）养料充足：多数中成药含有蛋白质、糖类等能满足昆虫生长、繁殖的营养物质。

（3）环境适宜：通常温度在16℃～35℃，相对湿度在60%以上，中成药中含水量在11%以上是昆虫生长的有利条件。螨类一般生长的适宜温度约在25℃，相对湿度在80%以上，其繁殖最佳时期是5月～10月。

只要上述三个条件全部得到满足，昆虫就可进行生长、繁殖（生虫）。

（三）鼠害

中成药被老鼠咬食、污染称为鼠害。鼠害的中成药不仅造成残缺，而且老鼠是多种致病菌的携带者，对药物污染十分严重。

（四）外观性状变化

1. 变硬　丸剂等中成药在贮藏不当时，由于水分的大量丢失而使硬度增加的现象。中成药变硬后，影响其溶散吸收，降低药效。

2. 反砂　蜜丸等中成药贮藏不当，水分失去，析出糖类，表面呈砂粒状的现象。中成药反砂间接说明其内在质量可能发生变化。

3. 吸潮　散剂、胶囊剂等中成药贮藏不当，吸收水分出现软化、结块、粘连等现象。中成药吸潮后其内在质量可能发生变化。

4. 挥发　含有挥发性物质和乙醇的中成药贮藏不当，出现挥发性物质散失和乙醇挥发而产生沉淀的现象。中成药出现挥发现象可使有效成分丧失。

5. 混浊沉淀　液体中成药在低温或封口不严（溶剂挥发）或成分发生变化时产生混浊甚至沉淀的现象。中成药出现混浊沉淀说明可能发生质量改变。

6. 酸败　含脂肪组分的中成药在光照或高温时出现变味的现象。中成药酸败后，成分发生改变。

7. 变色　某些中成药在光照、高温或吸湿时失去原有颜色的现象。变色的中成药说明成分发生了变化。

二、中成药保管与养护的方法及原理

（一）中成药保管与养护方法

1. 建立科学合理的仓库

（1）具有良好的阻隔性能。库内温度、湿度不受自然气候影响。

（2）具有良好的可控性能。库内温度、湿度、光照整体可控，局部可控。

（3）具有良好的坚固性能。能抵抗昆虫、老鼠及其他不可预见因素的侵袭。

2. 按照各中成药的特点分类贮存

（1）按便于保管养护分类：如液体及半固体中成药类的药酒、酊剂、膏剂、糖浆、露剂等怕热、怕冻、怕光的放在一起；固体中成药类的丸剂、散剂、片剂、颗粒剂、胶囊剂等怕热、怕潮的放在一起；注射剂等怕冻、易碎的放在一起；膏药、栓剂等怕热的放在一起；胶剂等怕潮又怕过分干燥的放在一起。

（2）按便于出入库分类：生产日期相近的相近存放，便于先进先出，后进后出。大而重的包装相近存放，并选择进出方便的仓位。

3. 采用科学合理的保管与养护方法

（1）遮光：遮光是指用不透光的材料包装或遮盖。光照后易变质的中成药要遮光保存。如存放在棕色瓶内，或用黑纸等不透光的材料遮盖中成药。

（2）密闭和密封：密闭是指将容器密闭，以防止尘土异物进入；密封是指将容器密封，以防止风化、吸潮、挥发或异物污染。密闭可防止昆虫、老鼠的侵入，密封可以有效控制温湿度。怕生虫、怕冻、怕热、怕潮、怕过分干燥的中成药，可存放于密闭或密封的室、箱、柜、缸等密闭或密封环境内。

（3）控制温度：将中成药置于密闭的环境中，怕冻的给其加热保温，怕热的给其降温或放置冷处（2℃～10℃）。

（4）控制湿度：将中成药置于密闭或密封的环境中，湿度太大时，放入生石灰等吸湿剂吸湿，过分干燥时，可在密闭或密封环境的底部洒水或用加湿器增加密闭或密封环境中的水分子含量，以加大湿度。

（5）单独保管：名贵、剧毒或有其他特殊性质的中成药要专库（专柜）、专人保管养护，实行双人双锁管理。

（6）消毒、杀虫、灭鼠：库内要保持清洁，做到经常消毒；库外周围一定范围内要保持清洁卫生。定期采用适宜的方法杀灭库内害虫及老鼠。

（二）中成药保管与养护原理

中成药保管与养护原理是有效控制或消除影响中成药质量的因素，以确保贮藏过程中的质量。

1. 防止光线照射 光量子是氧化、分解、聚合反应的催化剂，中成药的变色多属此因。通过遮光可减缓或避免某些中成药的变质。

2. 防止空气接触 空中的氧气是氧化还原反应的主要反应物，氧气还是昆虫、霉菌、需氧细菌生长繁殖的必要条件。通过在中成药存放环境中充入惰性气体，以减少或彻底驱除氧气的方法，可减缓或避免中成药的氧化变质及昆虫、霉菌、某些细菌的生长繁殖。

3. 防止温度过高和过低 温度升高可加速很多化学反应；温度太低又可使液体中成药中的成分溶解度降低而出现混浊沉淀及冻裂包装物；温度还是昆虫、霉菌、细菌生长繁殖的必要条件。所以，通过调节控制温度可以保障中成药的质量。

4. 防止湿度过高和过低 水是很多化学反应的介质，多数化学反应只有在水里才能进行；水又是某些固体中成药的赋形剂，某些中成药过分失水后会失去应有的性状，如变硬、碎裂等；水分也是昆虫、霉菌、细菌生长繁殖的必要条件。所以，通过调节控制湿度可以保障中成药的质量。

鉴于上述原因，多数中成药应该贮存于阴凉干燥处。

三、保管与养护中成药的新技术及新方法

（一）气调养护

气调养护是将中成药置于密封环境中，抽出该环境中的空气后，再充入 N_2 或 CO_2 等惰性气体，注意调节控制此环境的气体浓度、温度、湿度等。此法人为造成一个低氧甚至缺氧环境，可减缓或避免中成药的氧化变质及昆虫、霉菌、某些细菌的生长繁殖。

（二）^{60}Co 照射

用放射性 ^{60}Co 产生的 γ - 射线或加速产生的 β - 射线照射中成药，可杀死微生物和昆虫，以达到保护中成药质量的目的。

思考与练习

1. 中成药变质的现象有哪些，各自的原因是什么？
2. 中成药保管与养护的方法有哪些？
3. 中成药保管与养护的原理是什么？
4. 如何有效控制或消除影响中成药质量的各种因素？
5. 保管与养护中成药的新技术及新产法有哪些？

下篇　常用中成药及中成药新药

第一章　全国各地区普遍常用的中成药

第一节　解表类中成药

凡以解表药物为主组成，具有发汗、解表、透疹等作用，可以治疗表证的中成药，统称为解表类中成药。

肌表是人体的藩篱，外邪侵袭人体，每先从肌表而入。当“邪”在肌表的时候，便会产生恶寒、发热、头痛身痛、无汗或有汗、脉浮等表证表现，此时邪气轻浅，应及时使用解表药，以解表散邪，使邪从外解，以防传变，力求早期治愈。

解表类中成药除适用于表证外，凡麻疹初起，痈肿疮疡初起，水肿初起，风湿在表等邪在卫表者，均可选用。

由于外感邪气有寒热之异，人体有虚实之别，药性又有温凉之分，或原有其他病证又复感外邪等等，因而解表类中成药相应地分为辛温解表类中成药、辛凉解表类中成药、表里双解类中成药和扶正解表类中成药四类。

一、辛温解表类中成药

辛温解表类中成药具有辛温解表、发散风寒、解除表寒证的作用。适用于外感风寒表证，症见恶寒重，发热轻，头项强痛，肢体酸痛，无汗或有汗，鼻塞，流清涕，口不渴，溲清，舌红苔薄白，脉浮紧。代表中成药有川芎茶调散（丸）等。

二、辛凉解表类中成药

辛凉解表类中成药具有辛凉解表、发散风热、清热解毒、解除表热证的作用。适用于外感风热表证及温病初起，症见发热重，恶寒轻或微恶风，头身痛，有汗，鼻塞，口渴，咽喉肿痛，溲赤，舌红苔薄黄，脉浮数。代表中成药有银翘解毒片等。

三、表里双解类中成药

表里双解类中成药具有解表通里、清热解毒、表里同治、内外分消的作用。适用于外感风寒，内有蕴热，表里俱实的感冒，症见壮热，憎寒，口渴，烦躁，咽喉肿痛，大便秘结，小便短赤。代表中成药有防风通圣丸等。

四、扶正解表类中成药

扶正解表类中成药具有补气解表、助阳解表、滋阴解表等作用。适用于正气不足，感受外邪的感冒，其特点是感冒反复发作，因其感邪不同，表现各异。代表中成药有参苏丸等。

应用解表类中成药需要注意：首先辨证要准确，并注意兼夹之邪；其次注意发汗程度，应掌握遍身微汗为宜，不彻则表邪难解，太过则易耗伤气津，严重者可导致亡阴亡阳之变；再次表邪已解、麻疹已透、疮疡已溃、热病后期津液亏损、大失血患者均不宜使用此类中成药。另外，服药期间应该注意避风、休息、多饮水，不宜食用肥甘厚味之品以免恋邪。

九味羌活丸

Jiǔwèi Qiānghuó Wán

【处方来源】《此事难知》引张元素方。

【处方组成】 羌活 150g 防风 150g 苍术 150g 细辛 50g 川芎 100g 白芷 100g 黄芩 100g 地黄 100g 甘草 100g

【制法】 以上 9 味，粉碎成细粉，过筛，混匀，用水泛丸，干燥，即得。

【性状】 本品为棕褐色的水丸；气香，味辛、微苦。

【功能】 解表，散寒，除湿。

【规格】 每 500 粒重 31g，每袋重 6g、18g，每盒 30 袋。

【用法与用量】 姜葱汤或温开水送服，1 次 6～9g，1 日 2～3 次。

【注意】 阴虚气弱者慎用。

【贮藏】 密闭，防潮。

【临床应用】

(1) 用于外感风寒夹温导致的恶寒，发热，无汗，头痛且重，肢体酸痛。

(2) 用于感冒，荨麻疹，风湿性关节炎，坐骨神经痛。

【药理研究】

(1) 镇痛：该方水提取物和醇提取物能明显减少小鼠扭体反应次数及提高热板法中小鼠痛阈值。

(2) 抗炎：该方醇提取液对小鼠巴豆油耳肿胀及大鼠蛋清性足肿胀有明显的抑制作用。

(3) 镇静：该方水提取液能减少小鼠自发性活动次数，表明本品有一定的镇静作用。

(4) 解热：该方水煎液灌服，能使疫苗、啤酒酵母、过期菌苗、内毒素、内生性致热原等引起发热的家兔、大鼠体温下降。

(5) 调节免疫功能作用：该方水提取液能促进小鼠抗内毒素抗体产生，加速机体对内毒素的清除。

小儿感冒颗粒

Xiǎo'ér Gǎnmào Kēlì

【处方来源】　经验方。

【处方组成】　广霍香 75g　菊花 75g　连翘 75g　大青叶 125g　板蓝根 75g　地黄 75g　地骨皮 75g　白薇 75g　薄荷 50g　石膏 125g

【制法】　以上 10 味，地黄、地骨皮、白薇、石膏（100g）加水煎煮 2 次，第一次 3 小时，第二次 1 小时，合并煎液，滤过；菊花、大青叶热浸 2 次，第一次 2 小时，第二次 1 小时，合并浸出液，滤过；广藿香、连翘、薄荷提取挥发油，其水溶液滤过，滤液与以上二液合并，浓缩至相对密度为 1.30～1.35（50℃）的清膏；将石膏 25g、板蓝根粉碎成细粉。取清膏 1 份，蔗糖粉 2 份，糊精 1 份，与上述细粉混合均匀，制成颗粒，干燥，加入挥发油，混匀，即得。

【性状】　本品为浅棕色的颗粒；味甜、微苦。

【功能】　疏风解表，清热解毒。

【规格】　每袋装 12g。

【用法与用量】　开水冲服，1 岁以内 1 次 6g，1～3 岁 1 次 6～12g，4～7 岁 1 次 12～18g，8～12 岁 1 次 24g，1 日 2 次。

【注意】　风寒感冒及体虚而无实火热毒者忌服。

【贮藏】　密闭，防潮。

【临床应用】

（1）用于小儿风热感冒，发热重，头胀痛，咳嗽痰粘，咽喉肿痛；流感证见上述证候者。

（2）用于上呼吸道感染，扁桃体炎，咽喉炎等。

【药理研究】

（1）抑菌：本药对球菌、链球菌抑菌作用极为明显。

（2）抗炎：灌胃给药，对小鼠腹腔注射肺炎克雷白杆菌或金黄色葡萄球菌引起的死亡有明显的保护作用。

（3）解热：灌胃给药，有抑制耳缘静脉给予伤寒甲乙三联菌苗所致家兔体温升高的作用。

附：小儿感冒茶

【处方组成】　同小儿感冒颗粒。

【制法】　以上 10 味，地黄、地骨皮、白薇、石膏（100g）加水煎煮 2 次，第一次 3 小时，第二次 1 小时，合并煎液，滤过；菊花、大青叶热浸 2 次，第一次 2 小时，第二次 1 小时，合并浸出液，滤过；广藿香、连翘、薄荷提取挥发油，其水溶液滤过，滤液与以上二液合并，浓缩至相对密度为 1.30～1.35（50℃）的清膏；将石膏 25g、板蓝根粉碎成细粉。取清膏1份，蔗糖粉2份，糊精1份，与上述细粉混合均匀，制成颗粒，干燥，加入挥发油，混匀，压块，即得。

【性状】 本品为浅棕色的块状茶剂；味甜、微苦。

其余各项见小儿感冒颗粒。

小青龙合剂

Xiǎoqīnglóng Héjì

【处方来源】《伤寒论》。

【处方组成】 麻黄125g 桂枝125g 白芍125g 干姜125g 甘草（蜜炙）125g 细辛62g 法半夏188g 五味子125g

【制法】 以上8味，细辛、桂枝提取挥发油，蒸馏后的水溶液另器收集，药渣与白芍、麻黄、五味子、甘草加水煎煮至味尽，合并煎液，滤过，滤液和蒸馏后的水溶液合并，浓缩至约1 000ml。法半夏、干姜用70%乙醇作溶剂，浸渍24小时后进行渗漉，渗漉液浓缩，与上述药液合并，静置，滤过，滤液浓缩至1 000ml，加入苯甲酸钠3g与细辛、桂枝挥发油，搅匀，即得。

【性状】 本品为棕黑色的液体；气微香，味甜、微辛。

【功能】 解表化饮，止咳平喘。

【规格】 每瓶100ml。

【用法与用量】 口服，1次10～20ml，1日3次。用时摇匀。

【注意】 风热咳喘及正气不足的虚喘者忌服，阴虚干咳无痰者禁用。

【贮藏】 密封，遮光。

【临床应用】

（1）用于风寒水饮，恶寒发热，无汗，喘咳痰多清稀，肢面浮肿，舌苔白滑，脉浮者。

（2）用于支气管哮喘，急慢性支气管炎，久咳、百日咳，胸膜炎、肺水肿、肺心病，过敏性鼻炎。

【药理研究】

（1）平喘作用：该方水煎液和醇提取液对离体豚鼠气管平滑肌有明显的松弛作用，对多种原因所致的哮喘均有平喘作用。

（2）改善肾上腺皮质功能及肺功能：服用本药后，哮喘患儿体内皮质醇肾上腺皮质激素（ACTH）的浓度显著增加；肺功能得到改善，运动诱发的哮喘明显得到抑制。

（3）抗过敏：灌服本药提取物，可使用抗卵蛋白（EA）IgE血清致敏豚鼠被动皮肤过敏反应（PCA）滴度呈量－效关系下降。

（4）扩张外周血管：本药可扩张离体兔耳血管，使灌流量增加。

（5）促进糖酵解：该方有促进红细胞糖酵解作用。

（6）促进血液循环：通过对用本方治疗的肺肾气虚外感偏寒型患者血液流变学指标的测定，发现本药可降低血流阻力，有利于血液循环。

防风通圣丸

Fángfēng Tōngshèng Wán

【处方来源】　《宣明论方》。

【处方组成】　防风 50g　荆芥穗 25g　薄荷 50g　麻黄 50g　大黄 50g　芒硝 50g　栀子 25g　滑石 300g　桔梗 100g　石膏 100g　川芎 50g　当归 50g　白芍 50g　黄芩 100g　连翘 50g　甘草 200g　白术（炒）25g

【制法】　以上 17 味，除芒硝、滑石外，其余 15 味粉碎成细粉，过筛，混匀。芒硝加水溶解，滤过；将滑石粉碎成极细粉。取上述 15 味药粉末，用芒硝滤液泛丸，干燥，用滑石粉包衣，打光，干燥，即得。

【性状】　本品为白色至灰白色光亮的水丸；味甘、咸、微苦。

【功能】　解表清热，清热解毒。

【规格】　每 20 丸重 1g。

【用法与用量】　口服，1 次 6g，1 日 2 次。

【注意】　孕妇慎用。

【贮藏】　密闭，防潮。

【临床应用】

（1）用于外寒内热，表里俱实，恶寒壮热，头痛咽干，小便短赤，大便秘结，瘰疬初起，风疹湿疮。

（2）用于荨麻疹，三叉神经痛，肥胖症，急性细菌性痢疾，顽固性支气管哮喘，多发性疖肿，痤疮，副鼻窦炎，扁平疣，斑秃，尿路感染等。

柴胡口服液

Cháihú Kǒufúyè

【处方来源】　研制方。

【处方组成】　柴胡

【制法】　将柴胡粉碎成粗粉，加 4 倍量的水，于 80℃温浸半小时，加热回流 1 小时，用水蒸气蒸馏（蒸馏过程中补充 4 倍量的水），收集初馏液适量，加入氯化钠使浓度达 12%，盐析 12 小时，再进行重蒸馏，收集重蒸馏液适量，加丙二醇，振摇，放置，备用；再收集重蒸馏液适量，备用。将收集初馏液后的药材水煎液滤过，滤液浓缩至适量，冷藏 24 小时，滤过，滤液中加入蔗糖，温热使之溶解，冷却后与重蒸馏液合并，滤过，加入香精及续蒸馏液至规定量，用 G_3 垂熔漏斗精滤，灌封，经 100℃流通蒸气灭菌 30 分钟，即得。

【性状】　本品为棕红色的液体；味微甜、略苦。

【功能】　退热解表。

【规格】　每支装 10ml（相当于原药材 10g）。

【用法与用量】　口服，1 次 10～20ml，1 日 3 次；小儿酌减。

【贮藏】　密封，置阴凉处。

【临床应用】

（1）用于外感发热。

（2）用于感冒及肺部感染发热。

【药理研究】 退热：灌胃给药，对用致热原啤酒酵母菌混悬液致热雌性健康家兔有明显的退热作用。

通宣理肺丸

Tōngxuān Lǐfèi Wán

【处方来源】 《太平惠民和剂局方》。

【处方组成】 紫苏叶 144g 前胡 96g 桔梗 96g 苦杏仁 72g 麻黄 96g 甘草 72g 陈皮 96g 半夏（制）72g 茯苓 96g 枳壳（炒）96g 黄芩 96g

【制法】 以上 11 味，粉碎成细粉，过筛，混匀。每 100g 粉末用炼蜜 35～45g 加适量的水泛丸，干燥，制成水蜜丸，或加炼蜜 130～160g 制成大蜜丸，即得。

【性状】 本品为黑棕色至黑褐色的水蜜丸或大蜜丸；味微甜、略苦。

【功能】 解表散寒，宣肺止嗽。

【规格】 水蜜丸每 100 丸重 10g；大蜜丸每丸重 6g。

【用法与用量】 口服，水蜜丸 1 次 7g，大蜜丸 1 次 2 丸，1 日 2～3 次。

【注意】 风热感冒咳嗽忌服。

【贮藏】 密封。

【临床应用】

（1）用于感冒咳嗽，发热恶寒，鼻塞流涕，头痛无汗，肢体酸痛；风寒咳嗽，痰多色白，清稀。

（2）用于感冒，急性支气管炎。

【药理研究】

（1）抗菌、抗病毒：对金黄色葡萄球菌、溶血性链球菌有抑制作用。对京防 A_3 流感病毒滴鼻感染所致的肺炎肺指数增高有抑制作用。

（2）解热：对大肠杆菌内毒素所致的大鼠实验性发热有解热作用。

（3）抗炎：能降低大鼠蛋清性足肿胀程度和抑制小鼠毛细血管通透性增高。

（4）缓解肺及支气管平滑肌痉挛：能明显松弛支气管平滑肌；对抗组织胺所致的肺及支气管痉挛；增加肺灌流量。

（5）镇咳：对枸橼酸所致的豚鼠咳嗽和氨水所致的小鼠咳嗽，较对照组有明显的抑制作用；对豚鼠电刺激所致的咳嗽也有明显的镇咳作用。

（6）对磷酸组胺和氯化乙酰胆碱喷雾所致的豚鼠实验性哮喘有显著的平喘作用，且呈明显的量－效关系。

银翘解毒片

Yínqiào Jiědú Piàn

【处方来源】 《温病条辨》。

【处方组成】　金银花200g　连翘200g　薄荷120g　荆芥80g　牛蒡子（炒）120g　淡豆豉100g　桔梗120g　淡竹叶80g　甘草100g

【制法】　以上9味，金银花、桔梗分别粉碎成细粉，过筛；薄荷、荆芥提取挥发油，蒸馏后的水溶液另器收集；药渣与连翘、牛蒡子、淡竹叶、甘草加水煎煮2次，每次2小时，合并煎液，滤过；淡豆豉加水煮沸后，于80℃温浸2次，每次2小时，合并浸出液，滤过。合并以上各药液，浓缩成稠膏，加入金银花、桔梗细粉及适量辅料，混匀，制成颗粒，干燥，放冷，喷加薄荷、荆芥挥发油，混匀，压制成1 000片，即得。

【性状】　本品为浅棕色至棕褐色的片；气芳香，味苦、辛。

【功能】　辛凉解表，清热解毒。

【用法与用量】　口服，1次4片，1日2～3次。

【注意】　风寒感冒忌服，服药时忌油腻及生冷食物。

【贮藏】　密封。

【临床应用】

（1）用于风热感冒，发热头痛，咳嗽，口干，咽喉疼痛。

（2）用于感冒，流行性感冒，腮腺炎，大叶性肺炎，麻疹，咽峡疱疹，暴发性剧烈风疹，流行性乙型脑炎，急性结膜炎，麦粒肿等。

【药理研究】

（1）发汗：口服银翘散能促进大鼠足跖部汗液分泌。

（2）抗炎：银翘散对大鼠蛋清性足肿胀和组织胺所致小鼠皮肤毛细血管通透性增加均有抑制作用。

（3）解热：灌服银翘散水煎液，对二联菌苗、五联疫苗所致家兔发热有解热作用。银翘散水煎液、片剂、袋泡剂对啤酒酵母、2，4－二硝基苯酚所致大鼠发热均有解热作用。

（4）镇痛：银翘解毒片能明显减少醋酸扭体法中小鼠扭体反应次数及提高热板法中小鼠痛阈值，表明本品有一定镇痛作用。

（5）抗过敏：灌服银翘散袋泡剂，对天花粉所致大鼠、小鼠被动皮肤过敏反应有抑制作用。银翘散水煎液、片剂、袋泡剂均能抑制二硝基氯苯引起的小鼠耳部皮肤迟发型超敏反应。

（6）增强免疫功能：银翘散对小鼠腹腔巨噬细胞吞噬功能有明显的促进作用。

附1：银翘解毒丸

【处方组成】　同银翘解毒片。

【制法】　以上9味，金银花、桔梗粉碎成细粉，过筛；薄荷、荆芥提取挥发油，蒸馏后的水溶液另器收集；药渣与其余5味加水煎煮2次，每次2小时，合并煎液，滤过，滤液与上述水溶液合并，浓缩成稠膏，加入金银花、桔梗细粉，过筛，喷加薄荷、荆芥挥发油，混匀。每100g粉末加炼蜜80～100g制成浓缩丸，即得。

【性状】　本品为棕褐色的浓缩蜜丸；气芳香，味微甜而苦、辛。

【用法与用量】　用芦根汤或温开水送服，1次1丸，1日2～3次。

【规格】 每丸重3g。

其余各项见银翘解毒片。

附2：银翘解毒颗粒

【处方组成】 同银翘解毒片。

【制法】 以上9味，取薄荷、荆芥、连翘提取挥发油，蒸馏后的水溶液另器收集；其余6味分别粉碎，加水煎煮2次，每次1小时，滤过，合并滤液及上述水溶液，浓缩成相对密度为1.33～1.35（80℃）的清膏。取清膏，加蔗糖粉、糊精及乙醇适量，制成颗粒，干燥，制成1 120g，喷加上述薄荷等挥发油，混匀，即得。

【性状】 本品为浅棕色的颗粒；气芳香，味甜、微苦。

【用法与用量】 开水冲服，1次15g，1日3次，重症者加服1次。

【规格】 每袋装15g。

其余各项见银翘解毒片。

清 眩 丸

Qīngxuàn Wán

【处方来源】 《卫生宝鉴》。

【处方组成】 川芎200g 白芷200g 薄荷100g 荆芥穗100g 石膏100g

【制法】 以上5味，粉碎成细粉，过筛，混匀。每100g粉末加炼蜜110～130g制成大蜜丸，即得。

【性状】 本品为黑褐色的大蜜丸；气微香，味微甜而后辛、凉。

【功能】 散风清热。

【规格】 每丸重6g。

【用法与用量】 口服，1次1～2丸，1日2次。

【注意】 血虚头痛及阴虚阳亢引起的头痛、目眩晕忌用。

【贮藏】 密封。

【临床应用】

（1）用于风热头晕目眩，偏正头痛，鼻塞牙痛。

（2）用于慢性鼻炎、鼻窦炎、副鼻窦炎、额窦炎引起的头痛，三叉神经痛，牙周炎，牙龈炎等。

解肌宁嗽丸

Jiějī Níngsòu Wán

【处方来源】 《沈氏尊生书》。

【处方组成】 紫苏叶48g 前胡80g 葛根80g 苦杏仁80g 桔梗80g 陈皮80g 半夏（制）80g 浙贝母80g 天花粉80g 枳壳80g 茯苓64g 木香24g 玄参80g 甘草64g

【制法】 以上14味，粉碎成细粉，过筛，混匀。每100g粉末加炼蜜100～120g制成大蜜丸，即得。

【性状】　本品为黑绿色的大蜜丸；味微苦、辛。

【功能】　解表宣肺，止咳化痰。

【规格】　每丸重3g。

【用法与用量】　口服，小儿周岁1次半丸，2～3岁1次1丸，1日2次。

【注意】　风热感冒咳嗽忌服。

【贮藏】　密封。

【临床应用】

（1）用于小儿感冒发热，咳嗽痰多。

（2）用于小儿上呼吸道感染，急性支气管炎，支气管肺炎。

思考与练习

1. 试述解表类中成药的适用范围。

2. 应用解表类中成药时应注意什么？

3. 常用的几种解表类中成药的性状如何？

4. 常用的几种解表类中成药的功能有何异同，临床作用有何区别？

5. 试述九味羌活丸、小青龙合剂、通宣理肺丸、银翘解毒片、柴胡口服液、小儿感冒颗粒的药理研究与功能及临床作用之间的关系。

第二节　清热类中成药

凡是以清热药为主组成，具有清热、泻火、凉血、解毒等作用，用于内热、火毒、湿热、瘟疫等多种里热证的中成药，统称为清热类中成药。

造成里热证的原因主要是外感温热邪气、六淫入里化热、情志过极化火、阳盛所生内火及饮食失调化火等。温、热、火三者本质相同，只是程度不同。热为温之渐，火为热之极。热多属外感，如风热、暑热、湿热；而火多属内伤，是脏腑阴阳气血失调，阳气亢盛的结果，如肝火亢盛、心火上炎等。《素问·至真要大论》提出“温者清之”、“热者寒之”、“治热以寒”的治疗原则，对由温、热、火所致的里热证皆适用。由于里热证病情复杂，邪在气分、血分、脏腑等不同，所以，清热类中成药又分为清热泻火类中成药、清热解毒类中成药、清热燥湿类中成药和清热凉血类中成药四类。

一、清热泻火类中成药

清热泻火类中成药具有清热泻火解毒作用。适用于火热偏盛于三焦、脏腑、五官，症见目赤肿痛，口舌生疮，耳鸣耳聋，牙痛，牙龈红肿，咽喉肿痛，疮疡初起红肿热痛，小便短赤，大便秘结，舌红苔黄，脉数等。

此类中成药品种繁多，按作用不同分为以下几种：清上焦头目实火者，代表中成药有上清丸等；清三焦火者，代表中成药有牛黄解毒片等；清肝胆火者，代表中成药有龙胆泻肝丸等；清胃火者，代表中成药有清胃黄连丸等；清心火者，代表中成药有导赤片等；清肺火者，代表中成药有清肺抑火丸等。

二、清热解毒类中成药

清热解毒类中成药具有清热解毒作用。适用于火热炽盛，化为热毒，熏肌蚀肤，深入脏腑，发于官窍，症见烦躁狂乱，头面红肿焮痛，口鼻生疮，咽喉不利，疮疡疔毒，化脓溃烂，大便燥结等。代表中成药有清热解毒口服液等。

三、清热燥湿类中成药

清热燥湿类中成药具有清热燥湿、清热利湿、清热解毒等作用。适用于湿热内蕴，湿邪化热所致诸证。如湿热蕴结大肠之痢疾，症见腹痛，里急后重，下痢服血。代表中成药有葛根芩连片等。湿热蕴结膀胱之淋证，症见小便频数，短涩，淋沥不爽，尿道刺痛，痛引小腹，或尿血，甚或癃闭不通。代表中成药有金沙五淋丸等。肝胆湿热之黄疸、胆囊炎、胆结石，代表中成药有利胆排石片等。

四、清热凉血类中成药

清热凉血类中成药具有清营透热、凉血散瘀、清热解毒等作用。适用于热入营血所致身热夜甚，神烦少寐，时有谵语，或斑疹隐隐等；热入血分所致出血，发斑，如狂，谵语，舌绛起刺等。代表中成药有清热凉血膏等。

使用清热类中成药需要注意一般在表证已解，里热正盛，或里热虽盛尚未结实的情况下使用。如邪热在表，当先解表，否则会引邪入里；如里热已实，则应采用攻下中成药；表邪未解，里热已实，则宜表里双解。另外，辨别热证的虚实、真假、在脏在腑也很重要。此类中成药多用苦寒之品，易伤人体阳气，所以不能长服久服。

八正合剂
Bāzhèng Héjì

【处方来源】《太平惠民和剂局方》。

【处方组成】瞿麦 118g　车前子（盐炒）118g　萹蓄 118g　大黄 118g　滑石 118g　川木通 118g　栀子 118g　灯心草 59g　甘草 118g

【制法】以上 9 味，车前子用 25% 乙醇浸渍，收集浸渍液；大黄用 50% 乙醇作溶剂，浸渍 24 小时后进行渗漉，收集渗漉液，减压回收乙醇；其余 7 味加水煎煮 3 次，滤过，合并滤液。滤液浓缩至约 1 300ml，与浸渍液、渗漉液合并，静置，滤过，滤液浓缩至近 1 000ml，加入苯甲酸钠 3g，加水使成 1 000ml，搅匀，分装，即得。

【性状】本品为棕褐色的液体；味苦、微甜。

【功能】清热，利尿，通淋。

【规格】每瓶装 100ml、120ml、200ml。

【用法与用量】　口服，1次15～20ml，1日3次。用时摇匀。

【注意】　孕妇及体质虚弱者慎用。

【贮藏】　密封，置阴凉处。

【临床应用】

（1）用于湿热下注，小便短赤，淋沥涩痛，口燥咽干等。

（2）用于急慢性泌尿系统感染（膀胱炎、尿道炎、肾炎等），泌尿系统结石，前列腺炎，前列腺增生，乳糜尿，淋病性尿道炎，产后及手术后尿潴留等。

【药理研究】

（1）利尿：八正合剂对大鼠利尿效果甚好。本方也有增强家兔输尿管电位频率的作用。利尿作用与其所含钾盐有关。

（2）防石、排石：应用Zeta电位测量技术研究发现，在体外，将尿草酸钙（BDH UK）晶体混悬液与人工尿液混合，加入八正合剂后能增加BDH UK晶体表面负Zeta电位，具有抑制晶体聚集，防止尿草酸钙结石形成的作用，可预防尿草酸钙结石复发。这一作用在晶体粒度分布测量技术中得到证实。加入相当于16.6mg生药量的八正合剂，Zeta电位向负的方向发展最大。临床观察表明，八正合剂具有明显排出泌尿道结石的作用。

（3）抗菌：八正合剂具有抑制淋病双球菌的作用。

三　黄　片
Sānhuáng Piàn

【处方来源】　《金匮要略》。

【处方组成】　大黄300g　黄芩浸膏21g（相当于黄芩苷15g）　盐酸小檗碱5g

【制法】　以上3味，黄芩浸膏系取黄芩加水煎煮3次，第一次1.5小时，第二次1小时，第三次40分钟，合并煎液，滤过，滤液加盐酸调节pH值至1～2，静置1小时，取沉淀，用水洗涤使pH值至5～7，烘干，粉碎成细粉，测定含量，备用。取大黄150g，粉碎成细粉，过筛；剩余大黄粉碎成粗粉，加30%乙醇回流提取3次，滤过，合并滤液，回收乙醇并减压浓缩至稠膏状，加入大黄细粉、盐酸小檗碱细粉、黄芩浸膏细粉及辅料适量，混匀，制成颗粒，干燥，压制成1 000片，包糖衣，即得。

【性状】　本品为糖衣片，除去糖衣后显棕色；味苦、微涩。

【功能】　清热解毒，泻火通便。

【用法与用量】　口服，1次4片，1日2次；小儿酌减。

【注意】　孕妇慎用。

【贮藏】　密封。

【临床应用】

（1）用于三焦热盛所致目赤肿痛，口鼻生疮，咽喉肿痛，牙龈出血，心烦口渴，尿赤便秘，急性胃肠炎，痢疾等。

（2）用于急性肺部感染，咽喉炎，结膜炎，中耳炎，口腔炎，扁桃体炎，胃肠炎，胰腺炎，上消化道出血，急性肺出血，慢性骨髓炎，慢性盆腔炎，阴道炎，宫颈糜烂，痤疮，痔疮等。

【药理研究】

（1）抑菌：该方对金黄色葡萄球菌、绿脓杆菌、白色念球菌、甲（乙）型链球菌、白喉杆菌、O（H）型伤寒杆菌、甲（乙）型副伤寒杆菌、大肠杆菌、枯草杆菌、变形杆菌等多种细菌均具有一定的抑制作用，尤其对金黄色葡萄球菌、甲链球菌、白喉杆菌作用较强。

（2）抗炎：小鼠灌服三黄片混悬液对二甲苯诱发小鼠耳廓肿胀及醋酸所致炎症有明显的抑制作用，并能降低小鼠腹腔毛细血管通透性。

（3）降血脂：本方能使喂食高胆固醇家兔的血清胆固醇/总磷脂的比值降至正常值，并对高胆固醇饲料引起的小鼠血清胆固醇升高有抑制作用。

（4）致泻作用：灌服本品，可推进碳末在小鼠小肠中的运动速度；通过观察小鼠粪便情况显示，本品有明显的致泻作用。

小儿热速清口服液

Xiǎo' ér Rèsùqīng Kǒufúyè

【处方来源】 研制方。

【处方组成】 柴胡 黄芩 板蓝根 葛根 金银花 水牛角 连翘 大黄

【制法】 以上8味，将柴胡、金银花、连翘提取挥发油，蒸馏后的水溶液另器收集；水牛角加水先煎煮3小时后，再与蒸馏后的药渣及其余4味加水共煎煮2次，每次1小时，合并煎液，滤过，滤液与上述水溶液合并，浓缩，待冷至室温，加乙醇使含醇量为65%，搅匀，静置后，取上清液回收乙醇，浓缩至相对密度为1.10～1.15（90℃～95℃），浓缩液再与挥发油合并，加入矫味剂，调节pH值至规定范围，再加水至1 000ml，搅匀，静置，滤过，灌装，灭菌，即得。

【性状】 本品为红棕色的澄清液体；气香，味甜、微苦。

【功能】 清热解毒，泻火利咽。

【规格】 每支装10ml。

【用法与用量】 口服，1岁以内1次2.5～5ml，1～3岁1次5～10ml，3～7岁1次10～15ml，8～12岁1次15～20ml，1日3～4次。

【注意】 如病情较重或服药24小时后疗效不明显者，可酌情增加剂量。

【贮藏】 密封，避光。

【临床应用】

（1）用于小儿外感高热，头痛，咽喉肿痛，鼻塞流梯，咳嗽，大便干结。

（2）用于气管炎，上呼吸道感染，病毒性感染。

【药理研究】

（1）抗菌、抗病毒：对金黄色葡萄球菌有抑制作用。对流感病毒甲1、甲3及乙型病毒在鸡胚中的繁殖均有明显的抑制作用。对FM_1病毒感染后的小鼠有保护作用。

（2）抗炎：灌胃给药，对小鼠耳廓二甲苯致肿及大鼠蛋清性足跖肿胀有明显的抑制作用。

（3）解热：灌胃给药，对啤酒酵母菌所致家兔发热有明显的降温作用。

（4）镇咳祛痰：本药可延长SO_2所致小鼠咳嗽的潜伏期，可减少2分钟内小鼠咳嗽次数，有促进小鼠支气管分泌酚红的作用。

（5）兴奋免疫：本药可提高正常小鼠脾指数和胸腺指数，可促进小鼠腹腔巨噬细胞对鸡红细胞的吞噬，并能促进正常小鼠溶血素形成，增强细胞免疫的功能。

牛黄解毒片

Niúhuáng Jiědú Piàn

【处方来源】　《证治准绳》。

【处方组成】　牛黄5g　雄黄50g　大黄200g　黄芩150g　石膏200g　桔梗100g　冰片25g　甘草50g

【制法】　以上8味，雄黄水飞成极细粉；大黄粉碎成细粉；牛黄、冰片研细；其余4味加水煎煮2次，每次2小时，合并煎液，滤过，滤液浓缩成稠膏，加入大黄、雄黄粉末，制成颗粒，干燥，再加入牛黄、冰片粉末，混匀，压制成1 000片（大片）或1 500片（小片），或包衣，即得。

【性状】　本品为素片或包衣片，素片或包衣片除去包衣后显棕黄色；有冰片香气，味微苦、辛。

【功能】　清热解毒。

【用法与用量】　口服，小片1次3片，大片1次2片，1日2~3次。

【注意】　孕妇禁用。

【贮藏】　密封。

【临床应用】

（1）用于火热内盛，咽喉肿痛，牙龈肿痛，口舌生疮，目赤肿痛，头晕目眩，大便秘结，小便短赤等。

（2）用于急性咽喉炎，扁桃体炎，舌炎，牙龈炎，面颌炎，口腔溃疡，原发性血小板增多症，单纯性毛囊炎，带状疱疹，化脓性中耳炎，新生儿剥脱性皮炎，注射部位局部感染，蛇咬伤等。

【药理研究】

（1）抗炎：本方对蛋清诱发大鼠足跖浮肿、巴豆油诱发小鼠耳部炎症及醋酸诱发小鼠腹腔炎症均有明显的抑制作用。

（2）抗菌：本方体外对革兰阳性球菌显示了较强的抑菌活性，对革兰阴性菌中的变形杆菌在一定药液浓度也有较强的抑菌活性。

附：牛黄解毒丸

【处方组成】　同牛黄解毒片。

【制法】　以上8味，除牛黄、冰片外，雄黄水飞成极细粉；其余5味粉碎成细粉；将牛黄、冰片研细，与上述粉末配研，过筛，混匀。每100g粉末加炼蜜100~110g制成大蜜丸，即得。

【性状】　本品为棕黄色的大蜜丸；有冰片香气，味微甜而后苦、辛。

【规格】 每丸重3g。

【用法与用量】 口服，1次1丸，1日2～3次。

其余各项见牛黄解毒片。

龙胆泻肝丸

Lóngdǎn Xiègān Wán

【处方来源】 《医宗金鉴》。

【处方组成】 龙胆草120g 柴胡120g 黄芩60g 栀子（炒）60g 泽泻120g 关木通60g 车前子（盐炒）60g 当归（酒炒）60g 地黄120g 炙甘草60g

【制法】 以上10味，粉碎成细粉，过筛，混匀，用水泛丸，干燥，制成水丸，或取上法混匀的粉末100g加炼蜜160～170g制成大蜜丸，即得。

【性状】 本品为暗黄色的水丸，味苦；或为黄褐色的大蜜丸，味苦、微甜。

【功能】 清肝胆，利湿热。

【用法与用量】 口服，水丸1次3～6g，蜜丸1次1～2丸，1日2次。

【规格】 大蜜丸每丸重6g。

【贮藏】 水丸密闭，防潮；蜜丸密封。

【临床应用】

（1）用于肝胆温热，头晕目赤，耳鸣耳聋，耳肿疼痛，口苦胁痛，尿赤涩痛，湿热带下。

（2）用于百日咳，流行性腮腺炎，眼－口－生殖器综合征，带状疱疹，高原红细胞增多症，急性淋病，宫颈癌出血，女童生殖器淋球菌感染，细菌性阴道炎，急性结膜炎，急慢性中耳炎，急性黄疸型肝炎，急性胆囊炎，急性肾盂肾炎，膀胱炎，尿道炎，盆腔炎，外阴炎，前列腺炎等。

【药理研究】

（1）护肝：颗粒剂对小鼠实验性肝损伤及肝坏死有改善作用。

（2）利胆：颗粒剂对大鼠有明显的利胆作用，十二指肠给药后60分钟作用十分显著。

（3）抑菌：水提醇沉液对乙型链球菌、大肠杆菌、金黄色葡萄球菌有抑制作用，且前者较强。

（4）抗炎：本方煎剂对醋酸致小鼠炎性反应及大鼠蛋清性足肿胀有明显的抑制作用。

（5）抗过敏：本方煎剂对大鼠被动皮肤过敏反应有明显的抑制作用，对豚鼠的过敏性休克、死亡有明显的保护作用。

（6）增加免疫功能：水提醇沉液能使小鼠脾脏重量明显增加，还可使其巨噬细胞的吞噬功能、吞噬率、吞噬指数及淋巴细胞转化率明显提高。

当归龙荟丸

Dāngguī Lónghuì Wán

【处方来源】 《宣明论方》。

【处方组成】 当归（酒炒）100g 龙胆（酒炒）100g 芦荟50g 青黛50g 栀子100g

黄连（酒炒）100g　黄柏（盐炒）100g　大黄（酒炒）50g　黄芩（酒炒）100g　木香 25g　麝香 5g

【制法】　以上 11 味，除麝香外，其余 10 味粉碎成细粉；将麝香研细，与上述粉末配研，过筛，混匀，用水泛丸，低温干燥，即得。

【性状】　本品为黄绿色至深褐色的水丸；气微，味苦。

【功能】　泻火通便。

【用法与用量】　口服，1 次 6g，1 日 2 次。

【注意】　孕妇禁用。

【贮藏】　密封。

【临床应用】

（1）用于肝胆火旺，心烦不宁，头晕目眩，耳鸣耳聋，胁肋疼痛，脘腹胀痛，大便秘结，小便赤涩等。

（2）用于慢性粒细胞性白血病，胆道蛔虫症，胆囊炎，胆石症，精神分裂症中的躁狂型，各种类型的便秘等。

导　赤　丸

Dǎochì Wán

【处方来源】　《小儿药证直诀》。

【处方组成】　黄连 60g　连翘 120g　大黄 60g　黄芩 120g　滑石 120g　关木通 60g　玄参 120g　栀子（姜炒）120g　天花粉 120g　赤芍 60g

【制法】　以上 10 味，粉碎成细粉，过筛，混匀。每 100g 粉末加炼蜜 120～140g 制成大蜜丸，即得。

【性状】　本品为黑褐色的大蜜丸；味甘、苦。

【功能】　清热泻火，利尿通便。

【规格】　每丸重 3g。

【用法与用量】　口服，1 次 1 丸，1 日 2 次；周岁以内小儿酌减。

【注意】　体弱便溏者忌服。

【贮藏】　密封。

【临床应用】

（1）用于火热内盛所致的口舌生疮，咽喉肿痛，心胸烦热，小便短赤，大便秘结。

（2）用于扁桃体炎、腮腺炎、急性膀胱炎、尿道炎、肾盂肾炎等有大便秘结、小便短赤者。

利胆排石片

Lìdǎn Páishí Piàn

【处方来源】　经验方。

【处方组成】　金钱草 250g　大黄 125g　黄芩 75g　茵陈 250g　木香 75g　郁金 75g　槟榔 125g　枳实（麸炒）50g　芒硝（精制）25g　厚朴（姜制）50g

【制法】 以上10味，大黄、木香、芒硝粉碎成细粉；其余7味加水煎煮，滤过，滤液浓缩成稠膏状，加入上述细粉，混匀，制成颗粒，干燥，压制成1 000片，包糖衣或薄膜衣，即得。

【性状】 本品为糖衣片或薄膜衣片，除去包衣后显棕褐色；味苦、咸。

【功能】 清热利湿，利胆排石。

【规格】 每片重0.3g。

【用法与用量】 口服，排石：1次6～10片，1日2次；炎症：1次4～6片，1日2次。

【注意】 体弱、肝功能不良者慎用；孕妇禁用。

【贮藏】 密封。

【临床应用】

（1）用于肝胆湿热所致身目俱黄，胁肋疼痛，口干而苦，小便黄赤，舌苔黄腻等。

（2）用于胆道结石，急性胆道感染，胆囊炎等。

【药理研究】

（1）利胆、排石：本药可使麻醉犬胆汁流量增加，降低奥狄括约肌的张力；灌胃给药，能促进大鼠胆汁分泌；腹腔注射给药，加速小鼠胆囊的排空，从而有利于胆结石的排出。

（2）防止结石形成：可使胆汁中固体成分减少，从而达到防止结石形成的目的。

（3）抗炎作用：灌胃给药，对小鼠的耳廓肿胀有明显的抑制作用；腹腔注射给药，对醋酸所致的小鼠腹腔毛细血管通透性增加和二甲苯耳壳致炎有明显的抑制作用。

板蓝根颗粒
Bǎnlángēn Kēlì

【处方来源】 研制方。

【处方组成】 板蓝根1 400g

【制法】 取板蓝根，加水煎煮2次，第一次2小时，第二次1小时，合并煎液，滤过，滤液浓缩至相对密度为1.20（50℃），加入乙醇使含醇量为60%，静置使沉淀，取上清液，回收乙醇并浓缩至适量。取稠膏，加入适量的蔗糖和糊精，制成颗粒，干燥，制成1 000g，或取稠膏，加入适量的糊精和甜味剂，制成颗粒，干燥，制成600g（无糖型），即得。

【性状】 本品为棕色或棕褐色的颗粒；味甜、微苦，无糖型味微苦。

【功能】 清热解毒，凉血利咽，消肿。

【规格】 含糖型：每袋装5g或10g；无糖型：每袋装3g。

【用法与用量】 开水冲服，1次5～10g（含糖型），或1次3～6g（无糖型），1日3～4次。

【注意】 非实火热毒者忌服。

【贮藏】 密封。

【临床应用】

（1）用于热毒壅盛，咽喉肿痛，扁桃体炎、腮腺炎见上述证候者。

（2）用于流行性乙型脑炎，流行性感冒，传染性肝炎，急性咽炎，单纯性疱疹性口腔炎等。

【药理研究】

（1）抗菌、抗病毒：体外实验，板蓝根对金黄色葡萄球菌、甲型链球菌、肺炎双球菌、脑膜炎双球菌、卡他球菌、流感杆菌、痢疾杆菌、大肠杆菌、绿脓杆菌、白喉杆菌等多种常见的致病菌均具有一定的抑菌作用。此外，板蓝根对乙型肝炎表面抗原（HBsAg）和肾病综合征出血热病毒（HFRSV）也有一定抑制作用。

（2）抗炎：板蓝根对致炎剂所致炎症有明显的抑制作用。

（3）抗内毒素：用鲎实验法做抗内毒素作用强度比较实验，用板蓝根作用过的内毒素做家兔热原实验，并利用电子显微镜观察内毒素结构形态变化，证明板蓝根水煎液有抗大肠杆菌 $O_{111}B_4$ 内毒素的作用。

（4）增强免疫功能：用板蓝根多糖腹腔注射能明显增加正常小鼠脾重，提高白细胞数及淋巴细胞数，对氢化考的松所致免疫功能抑制小鼠脾指数、白细胞总数及淋巴细胞数的降低有明显对抗作用，并能显著增强二硝基氯苯所致正常小鼠及环磷酰胺所致免疫抑制小鼠迟发性超敏反应，增加正常小鼠外周 T 淋巴细胞转化率，促进小鼠抗体形成细胞功能和单核吞噬细胞系统功能，增强小鼠脾细胞 NK 活性。

附：板蓝根茶

【处方组成】　同板蓝根颗粒。

【制法】　按板蓝根颗粒的制法操作至“加入适量的蔗糖和糊精”，压制成 100 块，干燥，即得。

【性状】　本品为棕色或棕褐色的块状物；味甜、微苦。

【规格】　每块重 10g 或 15g。

【用法与用量】　1 次 1 块，1 日 3 次。

其余各项见板蓝根颗粒。

注射用双黄连（冻干）

Zhùshèyòng Shuānghuánglián

【处方来源】　研制方。

【处方组成】　金银花　黄芩　连翘

【性状】　本品为棕色无定形粉末或疏松固体状物；味苦、涩；有引湿性。

【功能】　辛凉解表，清热解毒。

【规格】　每支装 600mg。

【用法与用量】　静脉滴注，每次每千克体重 60mg，1 日 1 次；或遵医嘱。临用前，先以适量灭菌注射用水充分溶解，再用氯化钠注射液或 5% 葡萄糖注射液 500ml 稀释。

【注意】　本品与氨基糖苷类（庆大霉素、卡那霉素、链霉素）及大环内酯类（红霉素、白霉素）等配伍时易产生混浊或沉淀，请勿配伍使用。

【贮藏】　密封，避光，置阴凉处。

【临床应用】

(1) 用于外感风热引起的发热，邪在肺卫，热毒内盛，症见发热，微恶风寒或不恶寒，咳嗽气促，咯痰色黄，咽红肿痛。

(2) 用于急性上呼吸道感染、急性支气管炎、急性扁桃体炎、轻型肺炎有 (1) 之证候者。

【药理研究】

(1) 抗菌：试管法体外抑菌实验表明，本品对金黄色葡萄球菌、表皮葡萄球菌、变形杆菌、α-溶血性链球菌、肺炎克雷伯菌、伤寒杆菌、大肠杆菌、绿脓杆菌、粪产碱杆菌、宋内贺菌、弗氏柠檬酸杆菌等有抑制作用，对前三者作用最强。

(2) 抗病毒：本品可降低接种流感病毒小鼠死亡率。用本品预处理 Hela 细胞，可避免呼吸道合胞病毒 (RSV) 所致的细胞固缩和细胞单层不完整至完整脱落。

(3) 增强免疫功能：腹腔注射，能促进小鼠溶血素形成；对 ConA 诱导的 T 细胞的增殖反应有增强作用；能升高肺感染及慢性支气管炎患者的 IgM、CD4 细胞数量。

(4) 解热：耳静脉注射，可使因注射伤寒副伤寒甲乙三联菌苗引起发热反应的家兔体温下降。

(5) 兴奋呼吸中枢：能使麻醉家兔呼吸曲线振幅增加。

(6) 对心脏的作用：对蟾蜍离体心脏有负性肌力和负性频率作用，使收缩振幅和收缩频率减少。

附 1：双黄连口服液

【处方组成】 金银花 375g 黄芩 375g 连翘 750g

【制法】 以上 3 味，黄芩切片，加水煎煮 3 次，第一次 2 小时，第二次、第三次各 1 小时，合并煎液，滤过，滤液浓缩并在 80℃ 时加入 2mol/L 盐酸溶液适量调节 pH 值至 1.0 ~ 2.0，保温 1 小时，静置 12 小时，滤过，沉淀，加 6 ~ 8 倍量水，用 40% 氢氧化钠溶液调节 pH 值至 7.0，再加等量乙醇，搅拌使溶解，滤过，滤液用 2mol/L 盐酸溶液适量调节 pH 值至 2.0，60℃ 保温 30 分钟，静置 12 小时，滤过，沉淀，用乙醇洗至 pH 值 7.0，挥发尽乙醇备用；金银花、连翘加水温浸 30 分钟后，煎煮 2 次，每次 1.5 小时，合并煎液，滤过，滤液浓缩至相对密度为 1.20 ~ 1.25 (70℃ ~ 80℃)，冷至 40℃ 时缓缓加入乙醇，使含醇量达 75%，充分搅拌，静置 12 小时，滤取上清液，残渣加 75% 乙醇适量，搅匀，静置 12 小时，滤过，合并乙醇液，回收乙醇至无醇味，加入黄芩提取物，并加水适量，以 40% 氢氧化钠溶液调节 pH 值至 7.0，搅匀，冷藏 (4℃ ~ 8℃) 72 小时，滤过，滤液加入蔗糖 300g，搅拌使溶解，再加入香精适量并调节 pH 值至 7.0，加水制成 1 000ml，搅匀，静置 12 小时，滤过，灌装，灭菌，即得。

【性状】 本品为棕红色的澄清液体；味甜、微苦。

【规格】 每支装 10ml。

【用法与用量】 口服，1 次 20ml，1 日 3 次；小儿酌减；或遵医嘱。

其余各项见注射用双黄连。

附2：双黄连栓（小儿消炎栓）

【处方组成】　金银花2 500g　黄芩2 500g　连翘5 000g

【制法】　以上3味，黄芩加水煎煮3次，第一次2小时，第二次、第三次各1小时，合并煎液，滤过，滤液浓缩至适量，浓缩液在80℃时加2mol/L盐酸溶液调节pH值至1.0～2.0，保温1小时后静置24小时，滤过，沉淀物加6～8倍量水，用40%氢氧化钠溶液调节pH值至7.0～7.5，加等量乙醇，搅拌使溶解，滤过。滤液用2mol/L盐酸溶液调节pH值至2.0，60℃保温30分钟，静置12小时，滤过，沉淀，用水洗至pH值5.0，继续用70%乙醇洗至pH值7.0。沉淀物加水适量，用40%氢氧化钠溶液调节pH值至7.0～7.5，搅拌使溶解。金银花、连翘加水煎煮2次，每次1.5小时，合并煎液，滤过，滤液浓缩至相对密度为1.20～1.25（70℃～80℃）的清膏，冷至40℃时，搅拌下缓缓加入乙醇，使含醇量达75%，静置12小时，滤取上清液，回收乙醇，浓缩液再加乙醇使含醇量达85%，充分搅拌，静置12小时，滤取上清液，回收乙醇至无醇味，加入上述黄芩提取物水溶液，搅匀，并调pH值至7.0～7.5，减压浓缩成稠膏，低温干燥，粉碎；另取半合成脂肪酸酯780g，加热熔化，温度保持在40℃±2℃，加入上述干膏粉，混匀，浇模，制成1 000粒，即得。

【性状】　本品为棕色或深棕色的栓剂。

【功能】　清热化痰，轻宣风热。

【规格】　每粒重1.5g。

【用法与用量】　直肠给药，小儿1次1粒，1日2～3次。

【贮藏】　密闭，置阴凉干燥处。

其余各项见注射用双黄连。

附3：双黄连颗粒

【处方组成】　金银花1 500g　黄芩1 500g　连翘3 000g

【制法】　以上3味，黄芩切片，用水煎煮3次，第一次2小时，第二次、第三次各1小时，合并煎液，滤过，滤液浓缩至相对密度为1.05～1.10（80℃），于80℃时加2mol/L盐酸溶液调节pH值至1.0～2.0，保温1小时，静置24小时，滤过，沉淀，用水洗至pH值5.0，继续用70%乙醇洗至pH值7.0，低温干燥，备用；金银花、连翘加水温浸半小时后，煎煮2次，每次1.5小时，分次滤过，合并滤液，浓缩至相对密度为1.20～1.25（70℃～80℃）的清膏，冷至40℃时，搅拌下缓缓加入乙醇，使含醇量达75%，充分搅拌，静置12小时，滤取上清液，残渣加75%乙醇适量，搅匀，静置12小时，滤过，合并乙醇液，回收乙醇至无醇味，并浓缩成相对密度为1.30～1.32（60℃～65℃）的清膏，减压干燥，与黄芩提取物粉碎成细粉，加入糊精等辅料适量，混匀，制成颗粒，干燥，制成1 000g，即得。

【性状】　本品为棕黄色的颗粒；气微，味苦、微甜。

【功能】　辛凉解表，清热解毒。

【规格】　每袋装5g。

【用法与用量】 口服或开水冲服，1 次 5g，1 日 3 次；6 个月以下，1 次 1.0～1.5g；6 个月至 1 岁，1 次 1.5～2.0g；1～3 岁，1 次 2.0～2.5g；3 岁以上儿童酌量或遵医嘱。

【贮藏】 密封，置阴凉干燥处。

其余各项见注射用双黄连。

珍视明滴眼液

Zhēnshìmíng Dīyǎnyè

【处方来源】 研制方。

【处方组成】 珍珠层粉 天然冰片 硼砂 硼酸

【制法】 以上 4 味，取珍珠层粉，加蒸馏水，搅匀，煮沸，每隔 2 小时搅拌 1 次，保温 48 小时，放冷，滤过，滤液浓缩至适量，放冷，滤过，测定总氮量，备用。取适量蒸馏水，加入硼酸、硼砂和适量的氯化钠，加热，搅拌使溶解，趁热加入适量的苯氧乙醇及上述珍珠层粉提取液，搅匀，加热至 100℃并保温 30 分钟，冷却。另取天然冰片，加适量乙醇使溶解，在搅拌下缓缓加入上述溶液中，搅匀，加蒸馏水至规定量，混匀，滤过，即得。

【性状】 本品为近无色至微黄色的澄明液体；气香。

【功能】 明目去翳，清热解痉。

【规格】 每瓶装 8ml、15ml。

【用法与用量】 滴于眼睑内，1 次 1～2 滴，1 日 3～5 次；必要时可酌情增加。

【贮藏】 密封，置凉暗处。

【临床应用】 用于青少年假性近视，轻度青光眼。可缓解眼疲劳。

栀子金花丸

Zhīzǐ Jīnhuā Wán

【处方来源】 《宣明论方》。

【处方组成】 栀子 116g 金银花 40g 黄连 4.8g 黄柏 60g 大黄 116g 黄芩 192g 知母 40g 天花粉 60g

【制法】 以上 8 味，粉碎成细粉，过筛，混匀，用水泛丸，干燥，即得。

【性状】 本品为黄色至黄褐色的水丸；味苦。

【功能】 清热泻火，凉血解毒。

【规格】 每 50 粒重 3g。

【用法与用量】 口服，1 次 9g，1 日 2～3 次；小儿酌减。

【注意】 孕妇慎用。

【贮藏】 密闭，防潮。

【临床应用】

（1）用于肺胃热盛，口舌生疮，牙龈肿痛，目赤眩晕，咽喉肿痛，吐血衄血，大便秘结等。

（2）用于阿弗他口腔炎，牙周炎，牙龈炎，急性咽炎，化脓性扁桃体炎。

【药理研究】　抗菌：用血琼脂培养基培养炭疽杆菌和巴氏杆菌，打孔法测抑菌半径，实验显示栀子金花丸对炭疽杆菌和巴氏杆菌有较强的抑菌作用。

香　连　片

Xiānglián Piàn

【处方来源】　《太平惠民和剂局方》。

【处方组成】　黄连（吴茱萸制）　木香

【制法】　以上2味，木香用水蒸气蒸馏法提取挥发油，收集挥发油，水煎液滤过，浓缩至稠膏状，干燥，粉碎成细粉；黄连用70%乙醇于75℃～80℃提取3次，第一次2小时，第二次、第三次各1小时，合并提取液，回收乙醇并浓缩至稠膏状，干燥，粉碎成细粉，取上述细粉，加辅料适量，混匀，制成颗粒，干燥，喷加木香挥发油，混匀，压制成片，包糖衣或薄膜衣，即得。

【性状】　本品为糖衣片或薄膜衣片，除去包衣后显黄褐色；气微，味苦。

【功能】　清热燥湿，行气止痛。

【规格】　每片含黄连以盐酸小檗碱（$C_{20}H_{18}ClNO_4$）计，小片不得少于7.0mg，大片不得少于20mg。

【用法与用量】　口服，1次5片（大片），1日3次；小儿1次2～3片（小片），1日3次。

【贮藏】　密封。

【临床应用】

（1）用于湿热痢疾，里急后重，腹痛泄泻，细菌性痢疾，肠炎。

（2）用于单纯性消化不良，肠伤寒，急性扁桃体炎，慢性浅表性胃炎，慢性胆囊炎，慢性结肠炎等。

【药理研究】　抗菌：本品对痢疾杆菌包括志贺氏、福氏、宋氏及斯氏等多种菌株皆有一定的抑制作用。

附：香连丸

【处方组成】　黄连（吴茱萸制）800g　木香200g

【制法】　以上2味，粉碎成细粉，过筛，混匀。每100g粉末用米醋8g加适量的水泛丸，干燥，即得。

【性状】　本品为淡黄色至黄褐色的水丸；气微，味苦。

【规格】　每50粒重3g，每袋装6g。

【用法与用量】　口服，1次3～6g，1日2～3次；小儿酌减。

【贮藏】　密闭，防潮。

其余各项见香连片。

穿心莲片
Chuānxīnlián Piàn

【处方来源】 研制方。

【处方组成】 穿心莲

【制法】 取穿心莲粗粉，用85%乙醇热浸提取2次，每次2小时，合并提取液，滤过，滤液回收乙醇，浓缩成稠膏状，干燥至干浸膏，加辅料适量，制成颗粒，干燥，压制成片，包糖衣或薄膜衣，即得。

【性状】 本品为糖衣片或薄膜衣片，除去包衣后显灰褐色或棕褐色；味苦。

【功能】 清热解毒，凉血消肿。

【规格】 每片含穿心莲干浸膏0.105g（小片），或0.210g（大片）。

【用法与用量】 口服，1次2~3片（小片），1日3~4次；或1次1~2片（大片），1日3次。

【注意】 忌食辛辣油腻食物。

【贮藏】 密封。

【临床应用】

（1）用于感冒发热，口舌生疮，咽喉肿痛，顿咳劳嗽，泄泻痢疾，热淋涩痛，痈疮肿疡，毒蛇咬伤。

（2）用于急性咽炎，扁桃体炎，支气管炎，细菌性痢疾，尿道炎，呼吸道感染，肠道感染，尿道感染，中耳炎，盆腔炎，绒毛膜上皮癌，恶性葡萄胎，湿疹等。

【药理研究】

（1）解热：能抑制内毒素、伤寒杆菌、副伤寒杆菌所致家兔发热及化学致热剂所致大鼠发热。

（2）抗炎：穿心莲能抑制二甲苯、醋酸及巴豆油所致的炎症早期增高的毛细血管通透性、渗出和水肿。

（3）抗菌：对金黄色葡萄球菌、绿脓杆菌、大肠杆菌、痢疾杆菌、变形杆菌等多种细菌均具有一定的抑菌作用。静脉注射穿心莲内酯部分，对家兔的肺炎球菌性角膜炎能明显控制炎症的发展，加速炎症的消退。穿心莲能增强人体白细胞对细菌的吞噬能力。家兔或小鼠的实验表明，穿心莲也能增强巨噬细胞及中性粒细胞吞噬白色念珠菌或金黄色葡萄球菌的能力，增强小鼠外周血溶菌酶的活力。

（4）中止妊娠：穿心莲可使妊娠家兔流产；对小鼠有避孕作用；对体外培养的早孕人胎盘绒毛滋养层细胞具有直接损伤、破坏作用，并可使之死亡。

（5）其他：穿心莲还有抗血小板聚集、促纤溶和抗肿瘤作用等。

黄氏响声丸
Huángshì Xiǎngshēng Wán

【处方来源】 研制方。

【处方组成】 薄荷 浙贝母 连翘 蝉蜕 胖大海 酒大黄 川芎 儿茶 桔梗 诃

子肉　甘草　薄荷脑

【制法】　以上12味，除薄荷脑外，取大黄、川芎、儿茶、诃子肉、薄荷、浙贝母粉碎成粗粉，其余5味加水煎煮2次，每次1.5小时，合并煎液，静置沉淀，滤过，滤液浓缩至适量，与大黄等粗粉拌匀，干燥，粉碎成细粉，过筛，加入薄荷脑，混匀，制成糖衣丸，或制成每丸重0.1g或0.133g的炭衣丸，即得。

【性状】　本品为糖衣或炭衣浓缩丸，除去包衣后显褐色或棕褐色；味苦、清凉。

【功能】　疏风清热，化痰散结，利咽开音。

【规格】　糖衣丸每瓶装400丸，炭衣丸每丸重0.1g、0.133g。

【用法与用量】　口服，炭衣丸1次8丸（每丸重0.1g）或6丸（每丸重0.133g），糖衣丸1次20丸，1日3次，饭后服用；儿童减半。

【注意】　胃寒便溏者慎用。

【贮藏】　密封。

【临床应用】

（1）用于急慢性喉喑，风热外束，痰热内盛，声音嘶哑，咽喉肿痛，咽干灼热，咽中有痰，或寒热头痛，或便秘尿赤等。

（2）用于急慢性喉炎，喉返神经麻痹所引起的失音症，声带小结，声带急慢性炎症，声带息肉等。

【药理研究】

（1）对枸缘酸引起的豚鼠实验性嘶哑可缩短其恢复时间。

（2）对豚鼠喉返神经可逆性麻痹性嘶哑有一定疗效。

黄连上清丸

Huánglián Shàngqīng Wán

【处方来源】　《万病回春》。

【处方组成】　黄连10g　栀子（姜制）80g　连翘80g　蔓荆子（炒）80g　防风40g　荆芥穗80g　白芷80g　黄芩80g　菊花160g　薄荷40g　酒大黄320g　黄柏（酒炒）40g　桔梗80g　川芎40g　石膏40g　旋覆花20g　甘草40g

【制法】　以上17味，粉碎成细粉，过筛，混匀。每100g粉末加炼蜜150～170g制成大蜜丸，即得。

【性状】　本品为黑褐色的大蜜丸；气芳香，味苦。

【功能】　清热通便，散风止痛。

【规格】　每丸重6g。

【用法与用量】　口服，1次1～2丸，1日2次。

【注意】　忌食辛辣荤腥食物，忌烟酒；孕妇慎用；脾胃虚寒者禁用。

【贮藏】　密封。

【临床应用】

（1）用于上焦风热，头晕脑胀，牙龈肿痛，口舌生疮，咽喉红肿，耳痛耳鸣，暴发火眼，大便干燥，小便黄赤。

（2）用于急性口腔炎，内耳迷路炎，前庭神经炎，血管神经性头痛，急性扁桃体炎，急性齿龈炎，急性结膜炎，急性中耳炎，急性胃肠炎，痢疾等。

银黄口服液
Yínhuáng Kǒufúyè

【处方来源】 研制方。

【处方组成】 黄芩提取物（以黄芩苷计）24g 金银花提取物（以绿原酸计）12g

【制法】 以上2味，分别加水适量使溶解，黄芩提取物再用8%氢氧化钠溶液调节pH值至8，滤过，滤液与金银花提取物溶液合并，用8%氢氧化钠溶液调节pH值至7.2，煮沸1小时，滤过，加入单糖浆适量，加水至近全量，搅匀，用8%氢氧化钠溶液调节pH值至7.2，加水1 000ml滤过，灌封，灭菌，即得。

【性状】 本品为红棕色的澄清液体；味甜、微苦。

【功能】 清热解毒，消炎。

【规格】 每支10ml。

【用法与用量】 口服，1次10～20ml，1日3次；小儿酌减。

【注意】 外感风寒者不宜使用。

【贮藏】 密封，置于阴凉处。

【临床应用】

（1）用于火毒壅盛所致咽喉肿痛，口舌生疮，疮疖肿痛；湿热痢疾初起，腹痛，里急后重，下痢脓血；小儿腹泻等。

（2）用于上呼吸道感染，急性扁桃体炎，咽炎，腮腺炎，及各种化脓性感染等。

【药理研究】

（1）抗菌：本方体外抗菌实验表明，对金黄色葡萄球菌、表皮葡萄球菌、A群链球菌及肺炎球菌均有抑制作用。灌胃给药，能提高A群链球菌悬液腹腔注射感染的小鼠存活率。

（2）抗炎：灌服给药，对二甲苯诱发小鼠耳廓肿胀及用蛋清或角叉菜胶诱发的大鼠足跖肿胀有明显的抑制作用。

清肺抑火丸
Qīngfèi Yìhuǒ Wán

【处方来源】 《寿世保元》。

【处方组成】 黄芩140g 黄柏40g 栀子80g 大黄120g 苦参60g 桔梗80g 知母60g 浙贝母90g 前胡40g 天花粉80g

【制法】 以上10味，粉碎成细粉，过筛，混匀，用水泛丸，低温干燥，制成水丸，或每100g粉末加炼蜜130～150g制成大蜜丸，即得。

【性状】 本品为淡黄色至黄褐色的水丸，或为棕褐色的大蜜丸；气微，味苦。

【功能】 清肺止咳，化痰通便。

【规格】 大蜜丸每丸重9g。

【用法与用量】 口服，大蜜丸1次1丸，水丸1次6g，1日2～3次。

【注意】　孕妇慎用。

【贮藏】　密封。

【临床应用】

（1）用于肺热咳嗽，痰黄稠粘，口干咽痛，大便干燥。

（2）用于急性上呼吸道感染、支气管炎、咽炎、肺炎有大便秘结者。

清咽丸（清音丸）

Qīngyān Wán

【处方来源】　《兰台轨范》。

【处方组成】　寒水石 100g　硼砂（煅）20g　冰片 20g　青黛 20g　桔梗 100g　诃子（去核）100g　甘草 100g　薄荷 100g　乌梅（去核）100g

【制法】　以上 9 味，冰片、青黛研细，其余桔梗等 7 味粉碎成细粉，与上述粉末配研，过筛，混匀，每 100g 粉末加炼蜜 100～130g 制成大蜜丸，即得。

【性状】　本品为黑褐色的大蜜丸；气清凉，味甜、酸、微苦。

【功能】　清热，利咽。

【规格】　每丸重 6g。

【用法与用量】　口服或含化，1 次 1 丸，1 日 2～3 次。

【注意】　忌烟、酒、辛辣之物。

【贮藏】　密封。

【临床应用】

（1）用于风热火毒壅盛，声哑失音，咽喉肿痛，口干舌燥，吞咽不利。

（2）用于慢性咽炎，慢性喉炎，扁桃体炎等。

【药理研究】

（1）抗炎：对巴豆诱发小鼠耳廓炎症和小鼠腹腔毛细血管通透性均有明显的抑制作用。

（2）抗菌：微生物管碟法实验表明，本品对金黄色葡萄球菌、藤黄八叠球菌、肺炎双球菌、溶血性链球菌、绿脓杆菌、肺炎杆菌、耐青霉素金黄色葡萄球菌有抑制作用。

清胃黄连丸

Qīngwèi Huánglián Wán

【处方来源】　《万病回春》。

【处方组成】　栀子 200g　黄连 80g　石膏 80g　桔梗 80g　甘草 40g　知母 80g　玄参 80g　地黄 80g　牡丹皮 80g　天花粉 80g　连翘 80g　黄柏 200g　黄芩 200g　赤芍 80g

【制法】　以上 14 味，粉碎成细粉，过筛，混匀，用水泛丸，干燥，制成水丸，或取上法混匀的粉末 100g 加炼蜜 110～130g 制成大蜜丸，即得。

【性状】　本品为黄色或深黄色的水丸，味微苦，或为棕褐色的大蜜丸；味微甜后苦。

【功能】　清胃泻火，解毒消肿。

【规格】　大蜜丸每丸重 9g。

【用法与用量】　口服，水丸 1 次 9g，大蜜丸 1 次 1～2 丸，1 日 2 次。

【注意】 孕妇慎用。

【贮藏】 水丸密闭，防潮；蜜丸密封。

【临床应用】

（1）用于口舌生疮，牙龈、咽喉肿痛等。

（2）用于口腔炎，牙周炎，牙龈炎，三叉神经痛等。

清热解毒口服液

Qīngrè Jiědú Kǒufúyè

【处方来源】 研制方。

【处方组成】 生石膏670g 金银花134g 玄参107g 地黄80g 连翘67g 栀子67g 甜地丁67g 黄芩67g 龙胆草67g 板蓝根67g 知母54g 麦冬54g

【制法】 以上12味，除金银花、黄芩外，其余10味先温浸1小时，煎煮2次（待沸腾后，稍冷加金银花和黄芩），第一次1小时，第二次40分钟，滤过，合并滤液，滤液浓缩至相对密度约为1.17，加入乙醇，使含醇量达65%~75%，冷藏48小时，滤过，回收乙醇，加入0.5%活性炭，加热30分钟，滤过，加水至1 000ml，滤过，灌封，灭菌，即得。

【性状】 本品为棕红色的液体；味甜、微苦。

【功能】 清热解毒。

【规格】 每支装6ml。

【用法与用量】 口服，1次10~20ml，1日3次；或遵医嘱。

【注意】 阳虚便溏者不宜服用。

【贮藏】 密封，置阴凉处。

【临床应用】

（1）用于热毒壅盛所致发热面赤，烦躁口渴，咽喉肿痛等。

（2）用于流行性感冒，流行性脑脊髓膜炎，乙型脑炎，肺炎，扁桃体炎，上呼吸道感染，牙周炎，牙龈炎，外科感染等。

【药理研究】

（1）抗菌：对金黄色葡萄球菌、白色葡萄球菌、肺炎双球菌、乙型溶血性链球菌、白喉杆菌、伤寒杆菌、大肠杆菌、枯草杆菌等多种细菌均具有一定的抑菌作用，尤其对呼吸道感染的常见细菌作用较强。

（2）增强免疫功能：①本品灌胃，对环磷酰胺（CTX）所致免疫功能低下的小鼠外周血白细胞、IgG具有明显的提高作用；灌服，对环磷酰胺（CTX）所致免疫功能低下的小鼠溶血素抗体形成具有明显的提高作用。

附：清热解毒片

【性状】 本品为薄膜衣片，除去薄膜衣后，显棕黄色或棕红色；味微苦。

【规格】 每片重0.52g。

【用法与用量】 口服，1次2~4片，1日3次；或遵医嘱。

其余各项见清热解毒口服液。

清瘟解毒丸

Qīngwēn Jiědú Wán

【处方来源】　《真方汇录》。

【处方组成】　大青叶100g　连翘75g　玄参100g　天花粉100g　桔梗75g　牛蒡子（炒）100g　羌活75g　防风50g　葛根100g　柴胡50g　黄芩100g　白芷50g　川芎50g　赤芍50g　甘草25g　淡竹叶100g

【制法】　以上16味，粉碎成细粉，过筛，混匀。每100g粉末加炼蜜150～170g制成大蜜丸，即得。

【性状】　本品为黑褐色的大蜜丸；气微香，味甘、苦。

【功能】　清瘟解毒。

【规格】　每丸重9g。

【用法与用量】　口服，1次2丸，1日2次；小儿酌减。

【注意】　忌食辛辣荤腥食物，忌烟酒。

【贮藏】　密封。

【临床应用】

（1）用于外感时疫，憎寒壮热，头痛无汗，口渴咽干，瘟毒发颐，大头瘟。

（2）用于流感，流行性腮腺炎，急性扁桃体炎。

葛根芩连片

Gěgēn Qínlián Piàn

【处方来源】　《伤寒论》。

【处方组成】　葛根1 000g　黄芩375g　黄连375g　炙甘草250g

【制法】　以上4味，取葛根225g，粉碎成细粉；剩余的葛根与甘草加水煎煮2次，每次2小时，合并煎液，滤过，滤液适当浓缩；黄芩、黄连分别用50%乙醇作溶剂，浸渍24小时后进行渗漉，收集渗漉液，回收乙醇后与上述浓缩液合并，浓缩成稠膏状，加入葛根细粉，混匀，干燥，制成颗粒，干燥，压制成1 000片，即得。

【性状】　本品为暗黄色的片；气微，味苦。

【功能】　解肌清热，止泻止痢。

【用法与用量】　口服，1次3～4片，1日3次。

【注意】　虚寒下利者忌用。

【贮藏】　密封。

【临床应用】

（1）用于泄泻痢疾，身热烦渴，下利臭秽。

（2）用于急性肠炎，细菌性痢疾，阿米巴痢疾，浅表性胃炎，伤寒，小儿麻痹等。

【药理研究】

（1）解热：灌胃给药，能使耳缘静脉注射五联疫苗造成高热的家兔体温下降，与对照组比较有显著差异；对内毒素皮下注射致热的大鼠有明显的解热作用。

（2）抗菌：液体试管法表明，本药对金黄色葡萄球菌、肺炎双球菌和痢疾杆菌均有抑制作用，以前者最强。

（3）抗缺氧：本方水醇法提取液对常压下缺氧、氰化钾中毒致缺氧、亚硝酸钠溶液中毒致缺氧、异丙肾上腺素增加耗氧量致缺氧及结扎颈总动脉致缺氧均有不同程度的对抗作用，使小鼠存活时间明显延长。

（4）抗心律失常：本方水醇法提取液静脉注射能对抗乌头碱、氯化钙引起的大鼠心律失常，腹腔注射能对抗氯仿诱发的小鼠心律失常，耳静脉注射能对抗盐酸肾上腺素引起的家兔心律失常；能减慢大鼠、小鼠的心率；能对抗异丙肾上腺素加快心率的作用。

附：葛根芩连微丸

【处方组成】　同葛根芩连片。

【制法】　以上4味，取黄芩、黄连分别用50%乙醇作溶剂，浸渍24小时后进行渗漉，收集渗漉液，回收乙醇，并适当浓缩；葛根加水先煎煮30分钟，再加入黄芩、黄连药渣及甘草，继续煎煮2次，每次1.5小时，合并煎液，滤过，滤液适当浓缩，加入上述浓缩液，继续浓缩成稠膏，减压低温干燥，粉碎成最细粉，以乙醇为湿润剂，机制泛微丸，得300g，过筛，于60℃以下干燥，即得。

【性状】　本品为暗棕褐色至类黑色微丸；气微，味苦。

【规格】　每袋1g。

【用法与用量】　口服，1次3g；小儿1次1g，1日3次；或遵医嘱。

其余各项见葛根芩连片。

思考与练习

1. 请叙述清热类中成药的适用范围。

2. 应用清热类中成药时应注意什么？

3. 常用的几种清热类中成药的性状如何？

4. 常用的几种清热类中成药的功能有何异同，临床作用有何区别？

5. 试述清咽丸、小儿热速清口服液、黄氏响声丸、清热解毒口服液、牛黄解毒片、三黄片、龙胆泻肝丸、栀子金花丸、清肺抑火丸、银黄口服液、穿心莲片、板蓝根颗粒、葛根芩连片、香连片、八正合剂、利胆排石片的药理研究与功能及临床作用之间的关系。

第三节　泻下类中成药

凡以泻下药为主组成，具有通导大便、排除胃肠积滞、荡涤实热、攻逐水饮等作用，用于治疗里实证的中成药，称为泻下类中成药。

胃肠的主要功能是传化水谷，需要不断地受纳、消化、传导和排泄，以通为用，以降为顺。如因寒热燥湿等邪气入里，与宿食、糟粕、水饮等实邪相搏结，就会出现大便不通、腹满腹痛、恶心呕吐、水饮停聚等实证表现，治疗上宜实者泻之，采用泻下的方法。本类中成药主要是治疗里实证，此外，还可用于食积不化、便秘等。

使用泻下剂应中病即止，不可久服，以免过泻伤正。作用猛烈的泻下剂，孕妇、产妇、月经期妇女、失血病人及年老体弱者应慎用或禁用。

大黄清胃丸

Dàhuáng Qīngwèi Wán

【处方来源】　《辽宁省药品标准》。

【处方组成】　大黄 504g　关木通 63g　槟榔 63g　黄芩 96g　胆南星 42g　羌活 42g　滑石粉 168g　白芷 42g　牵牛子（炒）42g　芒硝 63g

【制法】　以上 10 味粉碎成细粉，过筛混匀。每 100 克粉末加炼蜜 120～150g 制成大蜜丸，即得。

【性状】　本品为黑褐色的大蜜丸；味苦、辛。

【功能】　清热解毒，通便。

【用法与用量】　口服，1 次 1 丸，1 日 2 次。

【规格】　每丸重 9g。

【注意事项】　孕妇忌服。

【贮藏】　密封。

【临床应用】

（1）用于热毒内盛，胃火炽盛所致的口燥舌干，头痛目眩，腹痛腹胀，大便燥结，小便黄赤。

（2）用于牙龈肿痛，前额和眉棱骨痛。

麻　仁　丸

Márén Wán

【处方来源】　《伤寒论》。

【处方组成】　火麻仁 200g　苦杏仁 100g　大黄 200g　枳实（炒）200g　厚朴（姜制）100g　白芍（炒）200g

【制法】　以上 6 味，除火麻仁、苦杏仁外，其余 4 味粉碎成细粉，再与火麻仁、苦杏仁掺研成细粉，过筛，混匀。每 100g 粉末用炼蜜 30～40g 加适量水泛丸，干燥，制成水蜜丸，或加炼蜜 90～110g 制成小蜜丸或大蜜丸，即得。

【性状】　本品为黄褐色的水蜜丸、小蜜丸或大蜜丸；味苦。

【功能】　润肠通便。

【用法与用量】　口服，水蜜丸 1 次 6g，小蜜丸 1 次 9g，大蜜丸 1 次 1 丸，1 日 1～2 次。

【规格】　大蜜丸每丸重 9g。

【注意事项】 孕妇忌用；年老体弱、血枯津燥的便秘，不宜久服。
【贮藏】 密封。
【临床应用】
(1) 用于胃热肠燥，脾津不足的燥结证，如肠燥便秘，小便频数，口渴苔燥；痔疮出血，痔疮便秘。
(2) 用于习惯性便秘，蛔回性肠梗阻，痔漏，高血压，咯血，食道癌，肺系疾病，失眠等症。并可作为肛门手术后的辅助用药。
【药理作用】 麻仁丸水溶液能使离体家兔肠管蠕动波幅增大，频率增快；麻仁丸能增加家兔在体肠和离体豚鼠回肠的最大振幅和平均振幅。

麻仁润肠丸

Márén Rùncháng Wán

【处方来源】 研制方。
【处方组成】 火麻仁 120g 苦杏仁（去皮炒）60g 大黄 120g 木香 60g 陈皮 120g 白芍 60g
【制法】 以上 6 味，粉碎成细粉，过筛，混匀。每 100g 粉末加炼蜜 140 ~ 160g 制成大蜜丸，即得。
【性状】 本品为黄褐色的大蜜丸；气微香，味苦、微甘。
【规格】 每丸重 6g。
【功能】 润肠通便。
【用法与用量】 口服，1 次 1 ~ 2 丸，1 日 2 次。
【注意】 孕妇忌服；忌食辛辣之物。
【贮藏】 密封。
【临床应用】
(1) 用于肠胃积热，胸腹胀满，大便秘结。
(2) 用于习惯性便秘，产妇便秘，痔疮性便秘，内痔出血等。

思考与练习

1. 试述泻下类中成药的适用范围。
2. 应用泻下类中成药时应注意什么？
3. 常用的几种泻下类中成药的性状如何？
4. 常用的几种泻下类中成药的功能有何异同，临床作用有何区别？
5. 试述麻仁丸的药理研究与功能及临床作用之间的关系。

第四节　祛暑类中成药

凡以清热解暑、祛湿药为主组成，具有解暑退热作用，用于治疗夏季暑病的中成药，称为祛暑类中成药。

暑为阳邪，为夏季的主气，属温热或火热的范畴，凡夏天感受暑邪而产生的多种疾病，统称为暑病。暑热易耗气伤阴，多见发热、口渴、心烦、汗多等症。且暑多夹湿。治疗感受暑热之证，宜祛暑清热；治暑热夹湿之证，则宜清暑利湿；暑热耗伤气阴者，则治宜清热祛暑，益气生津。

在使用本类药时，宜根据不同的症状，选择适宜的药物。若暑重湿轻，不宜选用温燥的祛暑类药，以免燥灼津液；如湿重暑轻，不宜过用甘寒之品，以免阴柔碍湿。

十滴水软胶囊

Shídīshuǐ Ruǎnjiāonáng

【处方来源】　经验方。

【处方组成】　樟脑 62.5g　干姜 62.5g　大黄 50g　肉桂 25g　辣椒 12.5g　桉油 31.5ml

【制法】　以上 7 味，大黄、辣椒粉碎成粗粉，干姜、小茴香、肉桂提取挥发油备用，药渣与大黄、辣椒粗粉用 80% 乙醇作溶剂，浸渍 24 小时后，续加 70% 乙醇进行渗漉，收集渗漉液，回收乙醇至无醇味，药液浓缩至相对密度为 1.30（50℃）的清膏，减压干燥，粉碎，加入植物油适量，与上述挥发油及樟脑、桉油混匀，制成软胶囊，即得。

【性状】　本品为棕色的软胶囊，内容物为含有少量悬浮固体浸膏的黄色油状液体；气芳香，味辛辣。

【功能】　健胃，祛暑。

【用法与用量】　口服，1 次 2 粒，即时服用；儿童酌减。

【规格】　每粒装 0.425g。

【注意事项】　孕妇忌服。

【贮藏】　置阴凉干燥处保存。

【临床应用】

（1）用于因中暑而引起的头晕，恶心，腹痛，胃肠不适等。

（2）外用治疗痱子，冻疮，烫伤等。

【药理研究】

（1）镇痛：口服对热板法和扭体法实验小鼠有镇痛作用。

（2）抑制胃肠运动：口服对小鼠胃排空及小肠碳末推进均有抑制作用。

（3）增强耐高温能力：能提高经受高温（46℃，35 分钟）的小鼠 24 小时存活率；能使经受高温（45℃，30 分钟）的大鼠肾上腺髓质激素含量提高。

藿香正气水

Huòxiāng Zhèngqì Shuǐ

【处方来源】 《太平惠民和剂局方》。

【处方组成】 苍术160g 陈皮160g 厚朴（姜制）160g 白芷240g 茯苓240g 大腹皮240g 生半夏160g 甘草浸膏20g 广藿香油1.6ml 紫苏叶油0.8ml

【制法】 以上10味，苍术、陈皮、厚朴、白芷分别用60%乙醇作溶剂，浸渍24小时后进行渗漉，前3种各收集初漉液400ml，后一种收集初漉液500ml，备用；继续渗漉，收集漉液，浓缩后并入初漉液中。茯苓加水煮沸后于80℃温浸2次，第一次3小时，第二次2小时，取汁；生半夏用冷水浸泡，每8小时换水1次，泡至透心后，另加干姜13.5g，加水煎煮2次，第一次3小时，第二次2小时；大腹皮加水煎煮3小时；甘草浸膏打碎后水煮化开。合并上述水煎液，滤过，滤液浓缩至适量。广藿香油、紫苏叶油用乙醇适量溶解。合并以上溶液，混匀，用乙醇与水适量调整乙醇含量，并使全量成2 050ml，静置，滤过，灌装，即得。

【性状】 本品为深棕色的澄清液体（久贮略有混浊）；味辛、苦。

【功能】 解表祛暑，化湿和中。

【用法与用量】 口服，1次5～10ml，1日2次。用时摇匀。

【规格】 酊剂，每支装10ml。

【贮藏】 密封。

【注意】 用药期间忌食生冷油腻。少数服用者有过敏反应，出现药热、皮疹等，偶有特异质反应。

【临床应用】

（1）用于外感风寒，内伤湿滞所致头痛昏重，脘腹胀痛，呕吐泄泻，山岚瘴疟等。

（2）用于胃肠型感冒，肠炎腹泻，痢疾，胃及十二指肠溃疡，习惯性便秘，Ⅰ型变态反应（如荨麻疹、血管神经性水肿、支气管哮喘、过敏性鼻炎、消化道过敏性反应），皮肤病症（如湿疹、夏季皮炎、痱子、足癣等），急慢性咽炎，急性酒精中毒。

【药理研究】

（1）解痉：本品对拟胆碱药引起的狗及家兔在体肠痉挛有明显的抑制作用；能对抗水杨酸毒扁豆碱引起的肠痉挛；对离体肠平滑肌的自发活动有抑制作用；对离体豚鼠、兔十二指肠的自动收缩及对组织胺、乙酰胆碱、氯化钡所致的回肠收缩有良好的解痉作用；可对抗垂体后叶素引起的小鼠子宫收缩。

（2）镇痛：本品对醋酸刺激性疼痛反应有明显的镇痛作用。

（3）胃肠蠕动推进：本品对小鼠胃肠道输送机能有显著影响，给药组的食糜推进速度比对照组缓慢。

（4）抑菌：本品对藤黄八叠球菌、金黄色葡萄球菌、甲乙型副伤寒杆菌、红色毛癣菌、石膏样毛癣菌、絮状表皮癣菌、大脑状毛癣菌、石膏样小孢子菌、白色念珠菌、新生隐球菌及皮炎芽生菌均有较强的抑制作用，对痢疾杆菌、大肠杆菌、沙门菌、短小芽胞杆菌、枯草杆菌等也有抑制作用。

附：藿香正气口服液

【处方组成】　同藿香正气水。

【制法】　以上 10 味，厚朴加 60% 的乙醇加热回流 1 小时，取乙醇液备用；苍术、陈皮、白芷加水蒸馏，收集蒸馏液，蒸馏后的水溶液滤过，备用；大腹皮加水煎煮 2 次，滤过；茯苓加水煮沸后于 80℃温浸 2 次，滤过；生半夏用水泡至透心后，另加干姜 13.5g，加水煎煮 2 次，滤过。合并上述各滤液，浓缩至适量，加入甘草浸膏，混匀，加乙醇使沉淀，滤过，滤液与厚朴乙醇提取液合并，回收乙醇，加入广藿香油、紫苏叶油及上述蒸馏液，混匀，加水使全量成 2 050ml，用氢氧化钠溶液调节 pH 值至 5.8～6.2，静置，滤过，灌装，灭菌，即得。

【性状】　本品为棕色的澄清液体；味辛、微甜。

其余各项见藿香正气水。

思考与练习

1. 试述祛暑类中成药的适用范围。
2. 应用祛暑类中成药时应注意什么？
3. 常用的几种祛暑类中成药的性状如何？
4. 常用的几种祛暑类中成药的功能有何异同，临床作用有何区别？
5. 试述藿香正气水、十滴水软胶囊的药理研究与功能及临床作用之间的关系。

第五节　温里类中成药

凡以温里药为主组成，具有温里散寒、回阳救逆、温通经脉的作用，以治疗里寒证为主的中成药，称为温里类中成药。

里寒证主要由素体阳虚，阴寒内生，或外寒直中，深入脏腑经络而致。根据“寒者热之”、“疗寒以热”的原则，采用“温法”治疗。可选用温里类中成药，以温里祛寒，回阳救逆。本类药多由温热辛燥之品组成，在使用时，应注意辨清寒热真假，切不可用于真寒假热证。同时应根据患者的体质使用，如有阴虚、失血之证，不可过量，以免重伤其阴，寒去热生，或辛热之品劫阴动血。还应考虑四时气候的因素来选择适宜的药物。总之，使用本类药时，须中病即止。

小建中合剂

Xiǎojiànzhōng Héjì

【处方来源】　《伤寒论》。

【处方组成】　桂枝 111g　白芍 222g　生姜 111g　甘草（蜜炙）74g　大枣 111g

【制法】 以上5味，桂枝提取挥发油，蒸馏后的水溶液另器收集；药渣与甘草、大枣加水煎煮2次，每次2小时，合并煎液，滤过，滤液与蒸馏后的溶液合并，浓缩至560ml；白芍、生姜用50%乙醇作溶剂，浸渍24小时后进行渗漉，收集漉液，回收乙醇后与上述药液合并，静置，滤过，另加饴糖370g，再浓缩至近1 000ml，加入苯甲酸钠3g与桂枝挥发油，调整总量至1 000ml，搅匀，即得。

【性状】 本品为棕黄色的液体；气微香，味甜、微辛。

【功能】 温中补虚，缓急止痛。

【用法与用量】 口服，1次20~30ml，1日3次。用时摇匀。

【规格】 合剂每瓶250ml、500ml。

【注意事项】 阴虚火旺者忌用。

【贮藏】 避光，密封。

【临床应用】

（1）用于脾胃虚寒之脘腹疼痛，喜温喜按，嘈杂吞酸，食少，心悸。

（2）用于胃及十二指肠溃疡，慢性胃炎，慢性肠炎，植物神经功能紊乱的腹痛腹泻，过敏性肠综合征，习惯性便秘，慢性胆囊炎，神经衰弱，白塞综合征，痛经，三叉神经痛，更年期综合征等。

附子理中丸

Fùzǐ Lǐzhōng wán

【处方来源】 《太平惠民和剂局方》。

【处方组成】 附子（制）100g 党参200g 白术（炒）150g 干姜100g 甘草100g

【制法】 以上5味，粉碎成细粉，过筛，混匀。每100g粉末用炼蜜35~50g加适量的水泛丸，干燥，制成水蜜丸，或加炼蜜100~120g制成大蜜丸，即得。

【性状】 本品为棕褐色或棕黑色的水蜜丸或棕黑色的大蜜丸；气微，味微甜而辛辣。

【功能】 温中健脾。

【用法与用量】 口服，水蜜丸1次6g，大蜜丸1次1丸，1日2~3次。

【规格】 大蜜丸每丸重9g。

【注意事项】 孕妇慎用。

【贮藏】 密封。

【临床应用】

（1）用于脾胃虚寒，脘腹冷痛，呕吐泄泻，手足不温。

（2）用于慢性肠炎，胃肠痉挛性疼痛，胃神经官能症，顽固性腹泻，顽固性牙痛，急慢性胰腺炎，糖尿病，腰痛，胁痛，外搽治带状疱疹。

【药理研究】

（1）镇痛：本品对醋酸引起的小鼠腹痛有明显的镇痛作用。

（2）调节肠道运动：本品可明显拮抗肾上腺素引起的回肠运动抑制和乙酰胆碱引起的回肠痉挛，对离体肠管的运动状态呈双向调节效应。

（3）增强体力和抗寒能力：将大黄合剂导致脾虚的小鼠放入4℃冷水中进行游泳疲劳实

验和耐寒实验，附子理中丸治疗组游泳时间较对照组明显延长。

（4）提高免疫功能：将大黄合剂导致脾虚的小鼠解剖，取脾脏做溶血空斑实验（PFC）、特异性玫瑰花实验（RFC），附子理中丸治疗组小鼠的 PFC 和特异性 RFC 值较对照组小鼠显著增高，说明本品能提高脾虚动物的免疫功能。

思考与练习

1. 试述温里类中成药的适用范围。
2. 应用温里类中成药时应注意什么？
3. 常用的几种温里类中成药的性状如何？
4. 常用的几种温里类中成药的功能有何异同，临床作用有何区别？
5. 试述附子理中丸、小建中合剂的药理研究与功能及临床作用之间的关系。

第六节　安神类中成药

凡以安神药为主组成，具有安定神志等作用，以治疗神志不安为主的中成药，称为安神类中成药。

神志不安有虚证和实证，因惊恐或肝郁化火、扰乱心神引起的烦躁易怒，惊悸不安，失眠多梦，癫狂等，为实证，治宜重镇安神，平肝镇惊，可选用重镇安神的中成药；因阴血不足、心失所养引起的心悸怔忡，失眠健忘，头晕多梦，虚烦少寐等，为虚证，治宜养心安神，可选用养心安神的中成药。在使用本类药时，应根据虚实选择相应的药物。

在使用本类中成药时需注意，重镇安神类中成药多由金石、介壳类组成，易伤脾胃，只宜暂用，不可久服，有些药物有毒，更须注意。

安神补心丸

Ānshén Bǔxīn Wán

【处方来源】　研制方。

【处方组成】　丹参 300g　五味子（蒸）150g　石菖蒲 100g　安神膏 560g

【制法】　以上 4 味，安神膏系取合欢皮、菟丝子、墨旱莲各 3 份，及女贞子（蒸）4 份，首乌藤 5 份，地黄 2 份，珍珠母 20 份，混合，加水煎煮 2 次，第一次 3 小时，第二次 1 小时，合并煎液，滤过，滤液浓缩至相对密度为 1.21（80℃～85℃）。将丹参、五味子、石菖蒲粉碎成细粉，按处方量与安神膏混合制丸，干燥，打光或包糖衣，即得。

【性状】　本品为棕褐色的浓缩丸或糖衣丸；味涩、微酸。

【功能】　养心安神。

【用法与用量】　口服，1 次 15 丸，1 日 3 次。

【规格】　每 15 丸重 2g。

【贮藏】 密封。

【临床应用】

（1）用于肝肾阴亏，血不养心所致的心悸失眠、心烦、头晕耳鸣、口干、思虑过度、健忘、多梦、午后潮热等。

（2）用于神经衰弱（兼有血压增高者效果更佳），神经官能症，精神病（偏狂型和紧张型）等。

【药理研究】

（1）镇静催眠：本品能对抗戊四氮引起的小鼠惊厥；对大脑皮层的兴奋与抑制具有双向调节作用，从而促进神经活动正常化。

（2）改善智力：本品能提高人的注意力、协调性、灵活性和耐力。

柏子养心丸

Bǎizǐ Yǎngxīn Wán

【处方来源】 《证治准绳》。

【处方组成】 柏子仁25g 党参25g 炙黄芪100g 川芎100g 当归100g 茯苓200g 远志（制）25g 酸枣仁25g 肉桂25g 五味子（蒸）25g 半夏曲100g 炙甘草10g 朱砂30g

【制法】 以上13味，朱砂水飞成极细粉；其余柏子仁等12味粉碎成细粉，与上述粉末配研，过筛，混匀。每100g粉末用炼蜜25～40g加适量的水泛丸，干燥，制成水蜜丸，或加炼蜜100～130g制成小蜜丸或大蜜丸，即得。

【性状】 本品为棕色的水蜜丸，棕色至棕褐色的小蜜丸或大蜜丸；味先甜后苦、微麻。

【功能】 补气，养血，安神。

【用法与用量】 口服，水蜜丸1次6g，小蜜丸1次9g，大蜜丸1次1丸，1日2次。

【规格】 大蜜丸每丸重9g。

【注意】 肝阳上亢者不宜服用。

【贮藏】 密封。

【临床应用】

（1）用于治疗心气虚，阴血不足，心肾失调所致的心悸怔忡，失眠多梦，精神恍惚，头晕健忘，气短自汗等。

（2）用于治疗神经衰弱，心脏病，精神分裂症等。

【药理研究】

（1）镇静催眠：小鼠灌胃，能明显减少其自主活动；可增加戊巴比妥钠小鼠睡眠率，缩短入睡时间，延长睡眠持续时间。

（2）抗惊厥：小鼠灌胃后，士的宁所致的惊厥出现潜伏期和死亡期较对照组明显延长。

脑 乐 静

Nǎolèjìng

【处方来源】 《金匮要略》。

【处方组成】 甘草浸膏35.4g 大枣125g 小麦416g

【制法】 以上3味，取甘草浸膏，加水适量，加热溶化，滤过，滤液浓缩至适量。取大枣，加水煎煮2次，每次2小时，合并煎液，滤过，滤液浓缩至适量，冷却后加等量的乙醇，搅匀，静置24小时。取小麦加水煮沸10分钟后，于70℃～80℃温浸2次，每次2小时，合并浸液，滤过，滤液浓缩至适量，加入等量的乙醇，搅匀，静置24小时。取上述大枣和小麦的上清液，合并，滤过，回收乙醇，浓缩至适量，加入蔗糖750g，甘草浸膏浓缩液及防腐剂适量，煮沸使溶解，滤过，加水至100ml，混匀，即得。

【性状】 本品为淡棕色的粘稠液体；气微，味甜。

【功能】 养心，健脑，安神。

【用法与用量】 口服，1次30ml，1日3次；小儿酌减。

【规格】 糖浆剂每瓶250ml、500ml。

【贮藏】 密封。

【临床应用】

（1）用于精神忧郁，易惊失眠，烦躁，小儿夜不安寐，以及思虑过度，肝阴不足而致的脏躁。

（2）用于小儿多动症，小儿遗尿症，心律失常，病毒性心肌炎，妊娠恶阻等。

【药理研究】

（1）镇静催眠：本方水提物灌胃给药，可延长环已烯巴比妥钠小鼠、戊巴比妥钠小鼠、硫喷妥钠小鼠睡眠时间；灌胃给药或腹腔注射，分别减少正常或苯丙胺诱发小鼠活动亢进的走动时间；灌胃给药，可抑制大鼠运动活动性。

（2）抗惊厥：本方水提物腹腔注射可降低戊四氮致惊小鼠死亡率，灌胃可延长其死亡时间；灌胃尚可延长士的宁致惊小鼠潜伏期。

（3）解痉：本方水提物可抑制组织胺、乙酰胆碱所致的豚鼠离体回肠收缩；抑制大鼠子宫自动收缩。

（4）升高白细胞：本方浸膏灌胃，对环磷酰胺所致小鼠的白细胞降低有升高白细胞作用。

（5）其他：本方浸膏灌胃，可延长环磷酰胺小鼠爬杆时间，增加小鼠子宫重量；对环磷酰胺所致小鼠毒性有中和作用。

思考与练习

1. 请说明安神类中成药的适用范围。
2. 应用安神类中成药时应注意什么？
3. 常用的几种安神类中成药的性状如何？
4. 常用的几种安神类中成药的功能有何异同，临床作用有何区别？
5. 试述安神补心丸、柏子养心丸、脑乐静的药理研究与功能及临床作用之间的关系。

第七节　开窍类中成药

凡以芳香醒神开窍药为主组成，具有醒神开窍作用，以治疗神昏窍闭证为主的中成药，称为开窍类中成药。

窍闭神昏证多由邪气壅盛，蒙蔽心窍而致。可分为热闭和寒闭两种，热闭是由温热毒邪内陷心包所致，症见高热，神昏谵语，痉厥等，治宜清热开窍，可选用寒凉的开窍类中成药；寒闭是由寒湿痰浊等蒙蔽心窍所致，症见突然昏倒，牙关紧闭，神昏不语，身冷面青，治宜温通开窍，可选用辛温的开窍类中成药。

在使用本类中成药时应注意，首先应辨明病证的寒热虚实，对于邪盛气实的口噤、两手握固、脉象有力等实证，方可应用本类；而对于血虚气脱引起的汗出肢冷、气微欲脱的脱证，即使神志昏迷，也当忌用。本类中成药中多辛香走窜之品，易伤元气，临床多用于急救，故只宜暂用，不可久服，应中病即止。

牛黄清心丸
Niúhuáng Qīngxīn Wán

【处方来源】　《太平惠民和剂局方》。

【处方组成】　牛黄 25.7g　当归 45g　川芎 39g　甘草 150g　山药 210g　黄芩 45g　苦杏仁（炒）37.5g　大豆黄卷 57g　大枣（去核）90g　白术（炒）75g　茯苓 48g　桔梗 39g　防风 45g　柴胡 39g　阿胶 51g　干姜 25g　白芍 75g　人参 75g　六神曲（炒）75g　肉桂 54g　麦冬 44g　白蔹 22.5g　蒲黄（炒）7.5g　麝香 6.4g　冰片 16.1g　羚羊角 28.4g　朱砂 69.7g　水牛角浓缩粉 28.5g　雄黄 24g

【制法】　以上 29 味，除牛黄、麝香、冰片、水牛角浓缩粉外，朱砂、雄黄分别水飞成极细粉；羚羊角锉研成细粉；其余 22 味粉碎成细粉；将牛黄、麝香、冰片、水牛角浓缩粉研细，与上述粉末配研，过筛，混匀。每 100g 粉末加炼蜜 90～110g 制成大蜜丸，即得。

【性状】　本品为红褐色大蜜丸；气芳香，味微甜。

【功能】　清心化痰，镇惊祛风。

【用法与用量】　口服，1 次 1 丸，1 日 1 次。

【规格】　每丸重 3g。

【注意事项】　孕妇慎用。

【贮藏】　密封。

【临床应用】

（1）用于神志混乱，言语不清，痰涎壅盛，头晕目眩，癫痫惊风，痰迷心窍，痰火痰厥。

（2）用于高血压，脑血管意外后遗症，面神经麻痹，精神疾病，或一些神经疾病等。

【药理研究】

（1）镇静：腹腔注射能提高小鼠电激怒阈值，能对抗苯丙胺、咖啡因所致的兴奋作用；

皮下注射能增加硫喷妥钠小鼠的催眠作用；灌胃能延长戊巴比妥钠小鼠的睡眠时间；灌胃或静脉注射能使小鼠自发活动次数减少。

（2）抗惊厥：腹腔注射能抑制小鼠电惊厥发生；腹腔注射、皮下注射及灌胃均能提高小鼠戊四氮致惊厥阈值。

（3）腹腔注射能使麻醉猫血压降低，给药后30～60分钟出现降压高峰，1.5～2小时恢复至给药前水平。

（4）解热、降温、耐高温：腹腔注射对细菌毒素诱发的家兔发热和酵母菌致热大鼠有解热作用；灌胃可使大鼠正常体温下降；腹腔注射能提高小鼠的耐高温能力。

（5）耐缺氧：腹腔注射能提高小鼠常压耐缺氧能力；灌胃能提高小鼠减压耐缺氧能力。

安宫牛黄丸

Āngōng Niúhuáng Wán

【处方来源】　《温病条辨》。

【处方组成】　牛黄100g　水牛角浓缩粉200g　麝香25g　珍珠50g　朱砂100g　雄黄100g　黄连100g　黄芩100g　栀子100g　郁金100g　冰片25g

【制法】　以上11味，珍珠水飞成极细粉；朱砂、雄黄分别水飞成极细粉；黄连、栀子、郁金粉碎成细粉；将牛黄、水牛角浓缩粉、麝香、冰片研细，与上述粉末配研，过筛，混匀，加适量炼蜜制成大蜜丸，即得。

【性状】　本品为黄橙色至红褐色的大蜜丸；气芳香浓郁，味微苦。

【功能】　清热解毒，镇惊开窍。

【用法与用量】　口服，1次1丸，1日1次；小儿3岁以内1次1/4丸，1日1次；4～6岁1次1/2丸，1日1次；或遵医嘱。

【规格】　每丸重3g。

【注意事项】　孕妇慎用。

【贮藏】　密封。

【临床应用】

（1）用于热病，邪入心包，高热惊厥，神昏谵语，中风昏迷，小儿惊厥等。

（2）用于流行性脑炎，乙型脑炎，中毒性脑炎，副鼻窦炎，黄疸型肝炎，中毒性肝炎，中毒性肺炎，中毒性痢疾，脑血管意外，脑损伤意识障碍，肺性脑病，门静脉高压术后脑病，脑炎后遗症，大脑发育不全，药源性精神分裂症，有机磷中毒引起的高热，肝昏迷，顽固性血管性头痛等。

【药理研究】

（1）镇静：混悬液给小鼠灌胃或水煎液静脉注射，可减少小鼠的自发活动；水煎液皮下注射或混悬液灌胃，均可延长戊巴比妥钠小鼠睡眠时间；水煎液腹腔注射可减少苯丙胺诱发的小鼠活动次数增加。

（2）抗惊厥：水煎液皮下注射可对抗戊四氮诱发的小鼠惊厥，降低死亡率；混悬液灌胃可降低硝酸士的宁引起小鼠惊厥率。

（3）镇痛：灌胃后2小时可提高热板法小鼠痛阈。

（4）解热：水煎液或混悬液腹腔注射可降低伤寒三联菌苗诱发家兔发热，作用维持5~6小时；混悬液灌胃可降低新鲜酵母菌皮下注射诱发家兔发热。

（5）抗炎：水煎液腹腔注射可抑制二甲苯所致小鼠耳部炎症及蛋清性大鼠关节肿胀，但灌胃给药对蛋清性大鼠关节肿胀则无抑制作用。

（6）增强免疫功能：水煎液腹腔注射可提高小鼠腹腔巨噬细胞吞噬鸡红细胞的百分率和吞噬指数。

（7）保护脑组织：混悬液灌胃可降低百日咳杆菌和美国大肠杆菌内毒素混合液兔耳缘静脉注射感染后造成脑脊液低密度脂蛋白（LDH）含量，并能降低百日咳杆菌兔右侧颈内动脉注射造成脑水肿模型兔脑脊液中LDH含量；本品有保护血脑屏障，降低毛细血管通透性，提高脑组织对细菌毒素及缺血缺氧耐受性的作用。

（8）对脑皮层电图的影响：灌胃（3.6g/kg两次给药，间隔60分钟）后氯化铵所致氨昏迷家兔大脑皮层电图（ECOG）未见恶化，表现为清醒状态，表明本品有提高肝、脑组织解毒功能的作用。

（9）对实验性脑水肿的心肺肝肾的影响：对口服本品的百日咳杆菌兔右颈内动脉注射造成的脑水肿模型进行组织学检查发现，心、肝、肺、肾病变减轻，肺内微血栓体积较小且数量较少，表明本品对百日咳杆菌产生的毒性有缓解作用。

（10）耐缺氧：灌胃可延长小鼠常压缺氧存活时间。

附：安宫牛黄散

【处方组成】 同安宫牛黄丸。

【制法】 以上11味，珍珠水飞或粉碎成极细粉；朱砂、雄黄分别水飞成极细粉；黄连、栀子、黄芩、郁金粉碎成细粉；将牛黄、水牛角浓缩粉、麝香、冰片研细，与上述粉末配研，过筛，混匀，即得。

【性状】 本品为黄色至黄橙色的粉末；气芳香浓郁，味苦。

【用量用法】 口服，1次1.6g，1日1次；小儿3岁以内1次0.4g，4~6岁1次0.8g，1日1次；或遵医嘱。

【规格】 每瓶装1.6g。

【临床应用】 用于热病高热烦躁，神昏谵语，中风昏迷及脑炎、脑膜炎、中毒性脑病、脑出血、败血症等具有上述症状者。

其余各项见安宫牛黄丸。

冠心苏合丸
Guànxīn Sūhé Wán

【处方来源】 《外台秘要》。

【处方组成】 苏合香50g 冰片105g 乳香（制）105g 檀香210g 青木香210g

【制法】 以上5味，除苏合香、冰片外，其余3味粉碎成细粉，过筛；冰片研细，与上述粉末配研，过筛，混匀。另取炼蜜适量，微温后加入苏合香，搅匀，再与上述粉末混匀，制成1 000丸，即得。

【性状】　本品为棕色至棕褐色的大蜜丸；气芳香，味苦、凉。

【功能】　理气宽胸，止痛。

【用法与用量】　嚼碎服，1次1丸，1日1~3次；或遵医嘱。

【规格】　大蜜丸每丸重0.9g。

【注意事项】　孕妇慎用。

【贮藏】　密封。

【临床应用】

（1）用于寒凝气滞引起的心胸憋闷，心痛，手足厥冷等。

（2）用于冠心病，心绞痛，心肌梗死，胃痛，胃扭转，痛经，寻常型银屑病等。

【药理研究】

（1）改善微循环：对大鼠肠系膜微循环模型肠管给药，其细动脉和细静脉口径较对照组明显扩张，血压和血流速度无明显改变。

（2）增加冠脉流量：灌服可使左冠状动脉前降支结扎狗的冠状窦血流量回升。

（3）降低心肌耗氧量：混悬液灌服可延长小鼠缺氧存活时间；可使左冠状动脉前降支结扎狗的动静脉血氧差减小，表明该药可改善心肌氧代谢。

（4）减慢心率：灌服本品可使左冠状动脉前降支结扎狗的心率恢复到结扎前的对照值。此作用可能是该药降低心肌耗氧量的重要因素。

（5）抗溃疡：灌服本品可使采用束缚水浸应激法而造成实验性胃溃疡的大鼠溃疡迅速好转，镜下显示，效果优于灌服甲氰咪胍的大鼠。

思考与练习

1. 试述开窍类中成药的适用范围。
2. 应用开窍类中成药时应注意什么？
3. 常用的几种开窍类中成药的性状如何？
4. 常用的几种开窍类中成药的功能有何异同，临床作用有何区别？
5. 试述牛黄清心丸、安宫牛黄丸、冠心苏合丸的药理研究与功能及临床作用之间的关系。

第八节　补益类中成药

凡以补益药为主组成，具有补养人体气、血、阴、阳不足，治疗各种虚证的中成药，称为补益类中成药。

补益类中成药的主要功效是补益人体的虚损，充实体内阴阳气血和阴津精液的不足，调整、改善、恢复脏腑的功能，通过扶助正气，达到祛除病邪的目的。

虚证有气、血、阴、阳之分，或兼而有之，在使用补益类中成药时，可根据具体病情辨证选用。根据功用不同，补益类中成药又可分为以下几类：

一、补气类中成药

以补气药为主组成，具有益气、健脾作用，治疗肺脾气虚病证，症见倦怠乏力，食少，短气，动则气促，声低懒言，舌淡苔白，脉弱或虚大等。代表中成药有补中益气丸、参苓白术散等。

二、补血类中成药

以补血药为主组成，具有补血作用，治疗血虚病证，症见面色萎黄，爪甲苍白，头晕目眩，心悸，失眠，妇女月经色淡量少，舌淡，脉细数或细涩等。代表中成药有四物合剂、阿胶等。

三、气血双补类中成药

由补气药、补血药配伍组成，具有气血双补作用，治疗气血两虚病证，症见头晕目眩，面色无华，心悸怔忡，气短懒言，食少体倦，舌淡苔白，脉细弱无力等。代表中成药有归脾丸、八珍丸等。

四、补阴类中成药

以补阴药为主组成，具有滋阴作用，主要治疗肝肾阴虚或阴虚内热病证，症见潮热盗汗，五心烦热，失眠，腰酸遗精，消渴，眼目干涩，舌红少苔，脉细数等。代表中成药有六味地黄丸、杞菊地黄丸等。

五、补阳类中成药

以补阳药为主组成，具有温补肾阳作用，治疗肾阳虚弱病证，症见形寒肢冷，腰膝酸软，小便不利或小便频数，男子不育，女子宫寒不孕，舌淡苔白，脉沉细无力，尺脉尤甚。代表中成药有五子衍宗丸、桂附地黄丸等。

使用补益类中成药应注意：凡邪气未尽、正气尚盛者不宜用补益类中成药，误补益疾；补气、补阳类中成药药性温燥，易助火伤阴，故阴虚者慎用；补益类中成药多味厚滋腻，不易消化吸收，服药时间以饭前为好。

十全大补丸

Shíquán Dàbǔ Wán

【处方来源】　《太平惠民和剂局方》。

【处方组成】　党参 80g　白术（炒）80g　茯苓 80g　炙甘草 40g　当归 120g　川芎 40g　白芍（酒炒）80g　熟地黄 120g　炙黄芪 80g　肉桂 20g

【制法】　以上 10 味，粉碎成细粉，过筛，混匀。每 100g 粉末用炼蜜 35～50g 加适量的水泛丸，干燥，制成水蜜丸，或取上法混匀的粉末 100g 加炼蜜 100～120g 制成大蜜丸，即得。

【性状】 本品为棕褐色至黑褐色的水蜜丸或大蜜丸；气香，味甘而微辛。

【功能】 温补气血。

【规格】 大蜜丸每丸重9g。

【用法与用量】 口服，水蜜丸1次6g，大蜜丸1次1丸，1日2~3次。

【贮藏】 密封。

【临床应用】

（1）用于气血两虚，面色苍白，气短心悸，头晕自汗，体倦乏力，四肢不温，月经量多；气血两虚所致的血劳、虚眩；月经不调、痛经；自汗；疮疡溃后久不收口；骨疽。

（2）用于贫血、白细胞减少症、肿瘤放疗及化疗产生的副作用、手术后低蛋白血症；月经周期不规则；梅尼埃综合征；胃下垂、慢性萎缩性胃炎；甲状腺功能减退症；病态窦房结综合征；斑秃。

【药理研究】

（1）对免疫功能的影响：按2.0g/kg/d给小鼠连续用药5天，对小鼠腹腔细胞（PEC）及骨髓细胞（BMC）吞噬活性有明显增强作用。

（2）抗肿瘤作用：腹腔注射本药，可使IMC癌小鼠寿命延长。

（3）对血液系统的影响：本品能改善气虚证模型小鼠骨髓的造血功能，可使贫血迅速得到恢复。

八 珍 丸

Bāzhēn Wán

【处方来源】 《正体类要》。

【处方组成】 党参100g 白术（炒）100g 茯苓100g 甘草50g 当归150g 白芍100g 川芎75g 熟地黄150g

【制法】 以上8味，粉碎成细粉，过筛，混匀。每100g粉末用炼蜜40~50g加适量的水泛丸，干燥，制成水蜜丸，或取上法混匀的粉末100g加炼蜜110~140g制成大蜜丸，即得。

【性状】 本品为棕黑色的水蜜丸，黑褐色至黑色的大蜜丸；味甜、微苦。

【功能】 补益气血。

【规格】 大蜜丸每丸重9g。

【用法与用量】 口服，水蜜丸1次6g，大蜜丸1次1丸，1日2次。

【贮藏】 密封。

【临床应用】

（1）用于气血两虚，面色萎黄，食欲不振，四肢乏力，月经过多；气血亏虚所致的血劳、髓劳；头痛；月经不调、闭经；不寐。

（2）用于贫血，再生障碍性贫血，白血病，白细胞减少症；月经失调，产后出血，习惯性流产，先兆流产，胎位不正；神经衰弱；慢性萎缩性胃炎，胃肠神经官能症，胃下垂；慢性病毒性心肌炎，病态窦房结综合征，慢性心力衰竭；慢性肝炎；甲状腺功能亢进；重症肌无力；视神经萎缩，玻璃体混浊；斑秃，老年性皮肤瘙痒症。

【药理研究】

(1) 抗贫血作用：给急性失血性贫血造模小鼠灌服本药，血红蛋白含量较对照组增加，且恢复快。

(2) 对免疫系统的影响：灌服本药，小鼠脾脏重量明显增加，网状内皮吞噬活性增强，并有诱导小鼠干扰素的作用。

(3) 抗炎作用：本品能抑制大鼠足跖浮肿。

八珍益母丸

Bāzhēn Yìmǔ Wán

【处方来源】《景岳全书》。

【处方组成】 益母草200g 党参50g 白术（炒）50g 茯苓50g 甘草25g 当归100g 白芍（酒炒）50g 川芎50g 熟地黄100g

【制法】 以上9味，粉碎成细粉，过筛，混匀。每100g粉末用炼蜜40～50g加适量的水泛丸，干燥，制成水蜜丸，或取上法混匀的粉末100g加炼蜜120～140g制成小蜜丸或大蜜丸，即得。

【性状】 本品为棕黑色的水蜜丸、小蜜丸或大蜜丸；微有香气，味甜而微苦。

【功能】 补气血，调月经。

【规格】 大蜜丸每丸重9g。

【用法与用量】 口服，水蜜丸1次6g，小蜜丸1次9g，大蜜丸1次1丸，1日2次。

【贮藏】 密封。

【临床应用】

(1) 用于妇女气血两虚，体弱无力，月经不调；气血亏虚所致的痛经、闭经、产后恶露不绝等。

(2) 用于痛经、闭经；血栓闭塞性脉管炎；荨麻疹。

人参养荣丸

Rénshēn Yǎngróng Wán

【处方来源】 《太平惠民和剂局方》。

【处方组成】 人参100g 白术（土炒）100g 茯苓75g 炙甘草100g 当归100g 熟地黄75g 白芍（麸炒）100g 炙黄芪100g 陈皮100g 远志（制）50g 肉桂100g 五味子（酒蒸）75g

【制法】 以上12味，粉碎成细粉，过筛，混匀。另取生姜50g，大枣100g，分次加水煎煮至味尽，滤过，滤液浓缩至相对密度为1.25（80℃）。每100g粉末加炼蜜35～50g与生姜、大枣液泛丸，干燥，制成水蜜丸，或取上法混匀的粉末100g加炼蜜90～100g与生姜、大枣液拌匀，制成大蜜丸，即得。

【性状】 本品为棕褐色的水蜜丸或大蜜丸；味甘、微辛。

【功能】 温补气血。

【规格】 大蜜丸每丸重9g。

【用法与用量】 口服，水蜜丸1次6g，大蜜丸1次1丸，1日1~2次。

【贮藏】 密封。

【临床应用】

（1）用于心脾不足，气血两亏，形瘦神疲，食少便溏，病后虚弱。气血亏虚所致的虚劳，髓劳，心动悸；神劳；肺痨，骨痨；月经不调，闭经，痛经，产后汗证。

（2）用于缺铁性贫血，再生障碍性贫血，血小板减少性紫癜；心律失常；神经衰弱；肺结核、骨结核；月经周期不规则，闭经，痛经；慢性肾小球肾炎；血栓闭塞性脉管炎；斑秃。

【药理研究】

（1）抑制自身免疫：人参养荣汤粉剂加强的松龙灌服，能显著延长MRL/L小鼠（可自发类似人类系统性红斑狼疮）生存期，明显抑制其血清中抗ds-DNA自身抗体和循环免疫复合物水平，明显抑制其脾脏中异常B^{220+}T细胞增殖，显著增强其脾细胞、淋巴结细胞对丝裂原的反应。

（2）抗细胞老化：人参养荣汤能增加离体人皮肤成纤维细胞数。

人参健脾丸

Rénshēn Jiànpí Wán

【处方来源】 《证治准绳·类方》。

【处方组成】 人参25g 白术（麸炒）150g 茯苓50g 山药100g 陈皮50g 木香12.5g 砂仁25g 黄芪（蜜炙）100g 当归50g 酸枣仁（炒）50g 远志（制）25g

【制法】 以上11味，粉碎成细粉，过筛，混匀。每100g粉末加炼蜜40~50g与适量的水，泛丸，干燥，制成水蜜丸，或取上法混匀的粉末100g加炼蜜110~120g制成大蜜丸，即得。

【性状】 本品为棕褐色的水蜜丸或大蜜丸；气香，味甜、微苦。

【功能】 健脾益气，和胃止泻。

【规格】 大蜜丸每丸重6g。

【用法与用量】 口服，水蜜丸1次8g，大蜜丸1次2丸，1日2次。

【贮藏】 密封。

【临床应用】

（1）用于脾胃虚弱引起的饮食不化，倒饱嘈杂，恶心呕吐，腹痛便溏，不思饮食，体弱倦怠；脾胃虚弱所致的厌食、久泻、休息痢；小儿疳积。

（2）用于神经性厌食、消化不良、慢性胃肠炎、胃及十二指肠溃疡、胃肠功能紊乱、过敏性结肠炎、慢性痢疾；小儿营养不良；子宫脱垂。

五子衍宗丸

Wǔzǐ Yǎnzōng Wán

【处方来源】 《证治准绳》。

【处方组成】 枸杞子400g 菟丝子（炒）400g 覆盆子200g 五味子（蒸）50g 车

前子（盐炒）100g

【制法】 以上5味，粉碎成细粉，过筛，混匀。每100g粉末用炼蜜35～50g加适量的水泛丸，干燥，制成水蜜丸，或取上法混匀的粉末100g加炼蜜80～90g制成小蜜丸或大蜜丸，即得。

【性状】 本品为棕褐色的水蜜丸，棕黑色的小蜜丸或大蜜丸；味甜、酸、微苦。

【功能】 补肾益精。

【规格】 大蜜丸每丸重9g。

【用法与用量】 口服，水蜜丸1次6g，小蜜丸1次9g，大蜜丸1次1丸，1日2次。

【贮藏】 密封。

【临床应用】

（1）用于肾虚腰痛，尿后余沥，遗精早泄，阳痿不育；肾虚精亏所致的男子精少不育、阳痿、早泄、梦遗、精癃、精浊，女子不孕、滑胎、闭经、崩漏、带下病。

（2）用于男性不育（精子减少症）、性功能衰弱、慢性前列腺炎；女子功能性子宫出血；慢性肾炎；再生障碍性贫血；肌营养不良症。

【药理研究】 对生殖系统的影响：丸剂灌胃能升高未成年大鼠的血清睾丸酮含量，提高精子数及精子活力，能使去势大鼠包皮腺及副性器官重量增加，能提高雄性小鼠的生命力。

乌鸡白凤丸

Wūjī Báifèng Wán

【处方来源】《寿世保元》。

【处方组成】 乌鸡（去毛爪肠）640g 鹿角胶128g 鳖甲（制）64g 牡蛎（煅）48g 桑螵蛸48g 人参128g 黄芪32g 当归144g 白芍128g 香附（醋制）128g 天冬64g 甘草32g 生地黄256g 熟地黄256g 川芎64g 银柴胡26g 丹参128g 山药128g 芡实（炒）64g 鹿角霜48g

【制法】 以上20味，熟地黄、生地黄、川芎、鹿角霜、银柴胡、芡实、山药、丹参8味粉碎成粗粉，其余12味分别酌予碎断，置罐中，另加黄酒1 500g，加盖封闭，隔水炖至酒尽，取出，与上述粗粉掺匀，低温干燥，再粉碎成细粉，过筛，混匀。每100g粉末加炼蜜30～40g与适量的水，泛丸，干燥，制成水蜜丸，或取上法混匀的粉末100g加炼蜜90～120g制成小蜜丸或大蜜丸，即得。

【性状】 本品为黑褐色至黑色的水蜜丸、小蜜丸或大蜜丸；味甜、微苦。

【功能】 补气养血，调经止带。

【规格】 大蜜丸每丸重9g。

【用法与用量】 口服，水蜜丸1次6g，小蜜丸1次9g，大蜜丸1次1丸，1日2次。

【贮藏】 密封。

【临床应用】

（1）用于气血两虚，身体瘦弱，腰膝酸软，月经不调，崩漏带下。

（2）用于月经周期不规则，慢性盆腔炎，附件炎，念珠菌阴道炎，功能性子宫出血，女子不孕症，习惯性流产，更年期综合征；男性不育（精液液化不良），阳痿，性神经衰弱，前列腺肥大及增生，慢性前列腺炎；再生障碍性贫血，肺结核，骨结核，慢性肝炎，中风后痴呆，荨麻疹，黄褐斑，斑秃，神经性耳鸣耳聋等。

【药理研究】

（1）性激素样作用：本品能使雌性幼鼠子宫明显增加，使雄性幼鼠前列腺和贮精囊及提肛肌重量明显增加。

（2）增强垂体－肾上腺皮质功能：本品能明显提高切除肾上腺幼鼠的存活率，有盐皮质激素样作用，明显降低正常大鼠肾上腺内维生素 C 的含量，并增加大鼠尿中 17－酮类固醇和 17－羟类固醇的含量。

六味地黄丸

Liùwèi Dìhuáng Wán

【处方来源】　《小儿药证直诀》。

【处方组成】　熟地黄 160g　山茱萸（制）80g　牡丹皮 60g　山药 80g　茯苓 60g　泽泻 60g

【制法】　以上 6 味，粉碎成细粉，过筛，混匀。每 100g 粉末加炼蜜 35～50g 与适量的水泛丸，干燥，制成水蜜丸，或取上法混匀的粉末 100g 加炼蜜 80～110g 制成小蜜丸或大蜜丸，即得。

【性状】　本品为棕黑色的水蜜丸，黑褐色的小蜜丸或大蜜丸；味甜而酸。

【功能】　滋阴补肾。

【规格】　大蜜丸每丸重 9g。

【用法与用量】　口服，水蜜丸 1 次 6g，小蜜丸 1 次 9g，大蜜丸 1 次 1 丸，1 日 2 次。

【贮藏】　密封。

【临床应用】

（1）用于肾阴亏损，头晕耳鸣，腰膝酸软，骨蒸潮热，盗汗遗精，消渴；阴虚所致的喉痹，久喑，慢性乳蛾；鼻渊；肺痨，久咳；消渴证；劳淋，精浊；闭经，绝经前后诸证，崩漏，经行鼻衄；小儿疳病，小儿五迟。

（2）用于慢性咽炎，慢性喉炎，慢性扁桃体炎，中心性视网膜炎，白内障等，肺结核，慢性支气管炎，支气管哮喘，糖尿病，慢性肾炎，慢性肾盂肾炎，肾病综合征，慢性前列腺炎，肾结核，闭经，盆腔炎，更年期综合征，无排卵型功能性子宫出血，小儿发育不良，甲状腺功能亢进，返流性食管炎，黄褐斑，系统性红斑狼疮，银屑病。

【药理研究】

（1）降血压作用：大鼠经十二指肠给药，于给药后 15 分钟血压明显下降。

（2）对高脂血症和动脉粥样硬化症的作用：对实验性高脂血症家兔，灌服本品 6 周后可使其血清胆固醇和甘油三酣含量明显下降，亦能明显减少高脂血症大鼠肝中脂肪的含量。

（3）抗肿瘤作用：本品能降低小鼠前胃鳞癌的诱发率，可延长移植 V_{14} 所致荷瘤小鼠的寿命。

（4）抗衰老作用：本品可使小鼠 LPO 含量显著降低，SOD 活力显著提高，提高微量元素的含量。

（5）降血糖作用：对糖尿病大鼠，能降低血糖、尿素氮和甘油三酯，能降低血钾，降低尿中酮体水平。

（6）对肝损伤的保护作用：对四氯化碳、硫代乙酰胺及强地松龙所致的小鼠 SGPT 活性升高均有显著的降低作用。

附：六味地黄颗粒

【处方组成】 熟地黄 320g 山茱萸（制）160g 牡丹皮 120g 山药 160g 茯苓 120g 泽泻 120g

【制法】 以上 6 味，熟地黄、茯苓、泽泻加水煎煮 2 次，煎液滤过，滤液浓缩至相对密度 1.32～1.35（80℃），备用；山茱萸、山药、牡丹皮粉碎成细粉，与浓缩液混合，加糊精适量和甜蜜素溶液适量，并加 75% 乙醇适量，制成颗粒，烘干，制成 1 000g，即得。

【性状】 本品为棕褐色的颗粒；味微甜、酸、微苦，有特异香气。

【功能】 滋阴补肾。

【规格】 颗粒剂每袋装 5g。

【用法与用量】 开水冲服，1 次 5g，1 日 2 次。

【贮藏】 密闭，置阴凉干燥处。

其余各项见六味地黄丸。

四 物 合 剂

Sìwù Héjì

【处方来源】 《太平惠民和剂局方》。

【处方组成】 当归 250g 川芎 250g 白芍 250g 熟地黄 250g

【制法】 以上 4 味，当归和川芎蒸馏提取挥发油，蒸馏后的水溶液另器收集，药渣与白芍、熟地黄用蒸馏后的水溶液配成 50% 乙醇溶液作溶剂，浸渍 24 小时后进行渗漉，收集漉液，回收乙醇，减压浓缩至约 1 000ml，加苯甲酸钠 3g 和上述挥发油，加水使成 1 000ml，搅匀，即得。

【性状】 本品为棕黑色的澄清液体；气芳香，味微苦、微甜。

【功能】 调经养血。

【规格】 合剂每支装 10ml，每瓶装 100ml。

【用法与用量】 口服，1 次 10～15ml，1 日 3 次。

【贮藏】 密封，置阴凉处。

【临床应用】

（1）用于营血虚弱，月经不调；血虚血瘀所致的痛经，崩漏，绝经前后诸证，胎动不安，产后腹痛。

（2）用于痛经，月经周期不规则，不孕，胎位不正，盆腔炎，子宫内膜异位症，习惯性流产（预防），血管神经性头痛，肩周炎，坐骨神经痛，荨麻疹，扁平疣，银屑病，扁桃体肥大，过敏性鼻炎，视网膜病变等五官科疾病，迁延性肝炎，冠心病心绞痛。

【药理研究】

（1）抗贫血作用：本药的正丁醇提取物能降低造模贫血小鼠的死亡率，对放血所致小鼠急性失血性贫血，灌服本药，可使骨髓的造血功能改善，促进贫血的恢复。

（2）对免疫功能的影响：本药能抑制经羊红细胞免疫小鼠脾脏中空斑形成细胞（PFC）的生成及血凝素效价，具有抑制体液免疫的作用。

（3）抗放射线损伤的作用：在给正常小鼠全身照射 X 线 2 000R（伦琴）前 5 ~ 120 分钟腹腔注射本药甲醇提取物 2g/kg，可显著延长小鼠的存活时间。

生　脉　饮

Shēngmàiyǐn

【处方来源】　《内外伤辨惑论》。

【处方组成】　人参 100g　麦冬 200g　五味子 100g

【制法】　以上 3 味，粉碎成粗粉，用 65% 乙醇作溶剂，浸渍 24 小时后进行渗漉，收集漉液约 4 500ml，减压浓缩至约 250ml，放冷，加水 400ml 稀释，滤过，另加 60% 糖浆 300ml 及适量防腐剂，并调节 pH 值至规定范围，调整总量至 1 000ml，搅匀，静置，滤过，灌封，灭菌，即得。

【性状】　本品为黄棕色至淡红棕色的澄清液体，久置可有微量混浊；气香，味酸甜、微苦。

【功能】　益气复脉，养阴生津。

【规格】　口服液每支装 10ml。

【用法与用量】　口服，1 次 10ml，1 日 3 次。

【贮藏】　密封，置阴凉处。

【临床应用】

（1）用于气阴两亏，心悸气短，脉微自汗；气阴亏虚所致的暑热证，久咳，心动悸。

（2）用于中暑，急性心肌梗死，心源性休克，体质性低血压，病态窦房结综合征，小儿夏季热，功能性低热，甲状腺功能亢进，妊娠剧吐，缺铁性贫血等。

【药理研究】

（1）耐高温、耐缺氧作用：对老年大鼠中暑预防实验，可降低动物死亡率，减少心肌对氧和化学能量的消耗；亦能显著延长小鼠在缺氧条件下的存活时间，提高缺氧耐受性。

（2）抗休克作用：口服液能升高失血性休克狗的血压，并使狗趋于安静；注射液能改善心源性休克家兔肠系膜微循环。

（3）抗癌作用：对小鼠 Lewis 肺癌自发性转移有显著抑制作用。

（4）对肝脏的作用：本品能提高老年大鼠肝脏内琥珀酸脱氢酶的活性，增加肝内核糖核酸和糖原含量。

耳聋左慈丸

Ěrlóng Zuǒcí Wán

【处方来源】 《小儿药证直诀》地黄丸方加味。

【处方组成】 磁石（煅）20g 熟地黄160g 山茱萸（制）80g 牡丹皮60g 山药80g 茯苓60g 泽泻60g 竹叶柴胡20g

【制法】 以上8味，粉碎成细粉，过筛，混匀。每100g粉末用炼蜜35～50g加适量的水泛丸，干燥，制成水蜜丸，或取上法混匀的粉末100g加炼蜜90～110g制成小蜜丸或大蜜丸，即得。

【性状】 本品为棕黑色的水蜜丸，黑褐色的小蜜丸或大蜜丸；味甜、微酸。

【功能】 滋肾平肝。

【规格】 大蜜丸每丸重9g。

【用法与用量】 口服水蜜丸1次6g，小蜜丸1次9g，大蜜丸1次1丸，1日2次。

【贮藏】 密封。

【临床应用】

（1）用于肝肾阴虚，耳鸣耳聋，头晕目眩。

（2）用于感音神经性耳聋，突发性耳聋，药物中毒性耳聋，梅尼埃综合征，哮喘型支气管炎，白内障。

【药理研究】 减轻庆大霉素对耳的毒性：能减轻庆大霉素对豚鼠内耳听觉和前庭的毒性作用。

归　脾　丸

Guīpí Wán

【处方来源】 《济生方》。

【处方组成】 党参80g 白术（炒）160g 炙黄芪80g 炙甘草40g 茯苓160g 远志（制）160g 酸枣仁（炒）80g 龙眼肉160g 当归160g 木香40g 大枣（去核）40g

【制法】 以上11味，粉碎成细粉，过筛，混匀。每100g粉末用炼蜜25～40g加适量的水泛丸，干燥，制成水蜜丸，或取上法混匀的粉末100g加炼蜜80～90g制成小蜜丸或大蜜丸，即得。

【性状】 本品为棕褐色的水蜜丸、小蜜丸或大蜜丸；气微，味甘而后微苦、辛。

【功能】 益气健脾，养血安神。

【规格】 大蜜丸每丸重9g。

【用法与用量】 口服，水蜜丸1次6g，小蜜丸1次9g，大蜜丸1次1丸，1日3次。

【贮藏】 密封。

【临床应用】

（1）用于心脾两虚，气短心悸，失眠多梦，头昏头晕，肢倦乏力，食欲不振，崩漏便血；气血不足所致的血劳，髓劳，不寐，神劳，虚眩，紫癜病，闭经，月经过少等。

（2）用于缺铁性贫血，再生障碍性贫血，血小板减少性紫癜，癌症放疗及化疗所致白细胞减少，神经衰弱，闭经，功能性子宫出血，脑外伤综合征，中心性视网膜脉络膜炎。

【药理研究】

(1) 抗休克：小鼠灌胃给药，能对抗烫伤性休克。

(2) 调节神经功能，促进免疫：本品能调节神经功能，改善小鼠学习记忆获得能力，调节胆碱能神经功能，增强细胞吞噬功能，能促进免疫，增加造血功能。

杞菊地黄丸

Qǐjú Dìhuáng Wán

【处方来源】　《医级宝鉴》。

【处方组成】　枸杞子 40g　菊花 40g　熟地黄 160g　山茱萸（制）80g　牡丹皮 60g　山药 80g　茯苓 60g　泽泻 60g

【制法】　以上 8 味，粉碎成细粉，过筛，混匀。每 100g 粉末用炼蜜 35 ~ 50g 加适量的水泛丸，干燥，制成水蜜丸或取上法混匀的粉末 100g 加炼蜜 80 ~ 110g 制成小蜜丸或大蜜丸，即得。

【性状】　本品为棕黑色水蜜丸，黑褐色的小蜜丸或大蜜丸；味甜、微酸。

【功能】　滋肾养肝。

【规格】　大蜜丸每丸重 9g。

【用法与用量】　口服，水蜜丸 1 次 6g，小蜜丸 1 次 9g，大蜜丸 1 次 1 丸，1 日 2 次。

【贮藏】　密封。

【临床应用】

(1) 用于肝肾阴亏，眩晕耳鸣，羞明畏光，迎风流泪，视物昏花；肝肾阴虚所致的青盲，青风内障，圆翳内障，视瞻昏渺；耳眩晕，耳鸣耳聋。

(2) 用于视神经萎缩，原发性慢性开角型青光眼，老年性白内障，慢性球后视神经炎，近视眼，神经性失眠，经前期紧张综合征，更年期综合征，原发性高血压，高脂血症，慢性肝炎，肝硬变。

【药理研究】

(1) 增强免疫功能：用本品对青年小鼠灌胃，增强 T 淋巴细胞、B 淋巴细胞功能，增强腹腔巨噬细胞 C3b 受体功能。

(2) 抗衰老作用：用本品对老年小鼠灌胃，2 周后外周血 ANAE 阳性淋巴细胞百分率有明显提高，且超过青年对照组水平，同时对 PFC 也有明显促进作用，说明有一定抗衰老作用。

阿　胶

Ējiāo

【处方来源】　《神农本草经·上经》。

【处方组成】　驴皮

【制法】　将驴皮漂泡，去毛，切成小块，再漂泡洗净，分次水煎，滤过，合并滤液，用文火浓缩（可分别加入适量的黄酒、冰糖、豆油）至稠膏状，冷凝，切块，阴干。

【性状】 本品为长方形或方形块，黑褐色，有光泽，质硬而脆，断面光亮，碎片对光照视呈棕色半透明状；气微，味微甘。

【功能】 补血滋阴，润燥，止血。

【用法与用量】 烊化兑服，3~9g。

【贮藏】 密闭，置阴凉干燥处。

【临床应用】

（1）用于血虚萎黄，眩晕心悸，肌痿无力，心烦不眠，虚风内动，肺燥咳嗽，劳嗽咯血，吐血尿血，便血崩漏，妊娠胎漏。

（2）用于贫血，再生障碍性贫血，肺结核咳血，先兆流产。塞肛治慢性溃疡性结肠炎，外用治小腿慢性溃疡。

【药理研究】

（1）抗休克：创伤性休克危急期的猫，注射阿胶精制溶液，可使血压上升；本品对内毒素休克的犬，能改善其血管通透性，预防DIC的发生。

（2）对血细胞的影响：对失血性贫血犬，用阿胶溶液灌胃，能增加其红细胞和血红蛋白。

龟鹿补肾丸

Guīlù Bǔshèn Wán

【处方来源】 《广东省药品标准》。

【处方组成】 菟丝子（炒）51g 淫羊藿（蒸）43g 续断（蒸）43g 锁阳（蒸）51g 狗脊（蒸）64g 酸枣仁（炒）43g 制何首乌64g 炙甘草21g 陈皮（蒸）21g 鹿角胶（炒）9g 熟地黄64g 龟甲胶（炒）13g 金樱子（蒸）51g 炙黄芪43g 山药（炒）43g 覆盆子（蒸）85g

【制法】 以上16味，粉碎成细粉，过筛，混匀。每100g粉末用炼蜜40g加适量的水泛丸，干燥，制成水蜜丸，或取上法混匀的粉末100g加炼蜜100~110g制成大蜜丸，即得。

【性状】 本品为棕黑色至黑色的水蜜丸或大蜜丸；味微甜。

【功能】 壮筋骨，益气血，补肾壮阳。

【规格】 大蜜丸每丸重6g、12g。

【用法与用量】 口服，水蜜丸1次4.5~9g，大蜜丸1次6~12g，1日2次。

【贮藏】 密封。

【临床应用】

（1）用于身体虚弱，精神疲乏，腰腿酸软，头晕目眩，肾亏精冷，性欲减退，夜多小便，健忘失眠；肾阳虚所致的遗精；五迟、筋痿；久咳、哮证。

（2）用于性神经衰弱，早老综合征，佝偻病，老年性慢性支气管炎，肺气肿，肺心病。

【药理研究】

（1）对雄性生殖系统的作用：本品能提高未成熟大鼠血清睾丸酮水平，对去势大鼠及正常大鼠均能明显增强其交配能力。

（2）对雌性生殖系统的作用：对摘除卵巢所致的高促性激素大鼠血清FSH，LH等激素水平均有不同程度的抑制作用。

（3）对肾上腺系统的影响：对未成熟小鼠肾上腺均有增重作用，并能提高其血清皮质水平。

（4）对免疫功能的影响：对免疫功能低下的小鼠具有防止体重下降及脾脏、胸腺萎缩的作用，并能提高其吞噬功能和白细胞总数。

（5）镇静作用：本品能明显增强戊巴比妥钠的作用，使动物入睡时间缩短，持续时间延长。

龟　龄　集

Guīlíngjí

【处方来源】　《集验良方》。

【处方组成】　人参　鹿茸　海马　枸杞子　丁香　穿山甲　雀脑　牛膝　锁阳　熟地黄　补骨脂　菟丝子　杜仲　石燕　肉苁蓉　甘草　天冬　淫羊藿　大青盐　砂仁等

【制法】　上药经加工制成胶囊剂。

【性状】　本品为胶囊剂，内容物为棕褐色的粉末；气特异，味咸。

【功能】　强身补脑，固肾补气，增进食欲。

【规格】　每粒装0.3g。

【用法与用量】　1次0.6g，1日1次，早饭前2小时用淡盐水送服。

【注意】　忌生冷、刺激性食物；孕妇禁用；伤风感冒时停服。

【贮藏】　密封。

【临床应用】

（1）用于肾亏阳弱，记忆减退，夜梦精溢，腰酸腿软，气虚咳嗽，五更溏泄，食欲不振。

（2）用于妇女更年期综合征，无排卵型功能性子宫出血，月经周期不规则，先兆流产；性神经衰弱，神经衰弱；慢性肾炎，肾病综合征，再生障碍性贫血，退行性骨关节炎，骨折延迟愈合。

【药理研究】

（1）增强智能、抗疲劳和耐缺氧作用：本品酒剂可增加小鼠智能，提高小鼠的识别与记忆能力，散剂可增强小鼠抗疲劳和耐缺氧能力。

（2）强心作用：对蟾蜍心排出量的实验表明，本品酒剂具有明显的强心作用。

（3）性激素样作用：本品能使未成年正常小鼠的生殖器重量增加，表明有促性激素样作用。

（4）对免疫功能的影响：本品散剂、酒剂对小鼠巨噬细胞吞噬功能均有明显的增强作用。

（5）保肝作用：本品能增加正常小鼠及中毒后小鼠肝脏内RNA及蛋白质含量，并能抑制中毒小鼠血清谷丙转氨酶的升高。

（6）增强肾上腺皮质功能：用氢化可的松耗竭小鼠的肾上腺皮质后，喂以含龟龄集的饲料，死亡数较对照组减少，组织学证明，其肾上腺皮质球状带和束状带未见萎缩。

启 脾 丸
Qǐpí Wán

【处方来源】《古今医鉴》。

【处方组成】 人参100g 白术（炒）100g 茯苓100g 甘草50g 陈皮50g 山药100g 莲子（炒）100g 山楂（炒）50g 六神曲（炒）80g 麦芽（炒）50g 泽泻50g

【制法】 以上11味，粉碎成细粉，过筛，混匀。每100g粉末加炼蜜120～140g制成大蜜丸，即得。

【性状】 本品为棕色的大蜜丸；味甜。

【功能】 健脾和胃。

【规格】 每丸重3g。

【用法与用量】 口服，1次1丸，1日2～3次；3岁以内小儿酌减。

【贮藏】 密封。

【临床应用】

（1）用于脾胃虚弱，消化不良，腹胀便溏；脾胃虚弱所致的厌食、伤食、胃痞、久泻。

（2）用于神经性厌食，消化不良，慢性萎缩性胃炎，慢性肠炎，贫血，慢性肾炎，单纯性肥胖。

补中益气丸
Bǔzhōng Yìqì Wán

【处方来源】 《脾胃论》。

【处方组成】 炙黄芪200g 党参60g 炙甘草100g 白术（炒）60g 当归60g 升麻60g 柴胡60g 陈皮60g

【制法】 以上8味，粉碎成细粉，过筛，混匀。另取生姜20g，大枣40g，加水煎煮2次，滤过。取上述细粉，用煎液泛丸，干燥，即得。或取上法混匀的粉末100g加炼蜜100～120g及生姜和大枣的浓缩煎液，制成小蜜丸；或每100g粉末加炼蜜100～120g制成大蜜丸。

【性状】 本品为棕色的水丸，或为棕褐色至黑褐色的小蜜丸或大蜜丸；味微甜、微苦、辛。

【功能】 补中益气，升阳举陷。

【规格】 大蜜丸每丸重9g。

【用法与用量】 口服，水丸1次6g，1日2～3次，小蜜丸1次9g，大蜜丸1次1丸，1日2～3次。

【贮藏】 水丸：密闭，防潮；蜜丸：密封。

【临床应用】

（1）用于脾胃虚弱，中气下陷引起的体倦乏力，食少腹胀，久泻，脱肛，子宫脱垂。

（2）用于胃下垂，直肠垂脱，眼睑脱垂，重症肌无力，疝气，单纯性体位性低血压，糖尿病，慢性结肠炎，慢性肾炎，慢性前列腺炎，妊娠期和产后尿潴留。

【药理研究】

(1) 促进小肠吸收作用：本品灌胃，能促进小鼠小肠对葡萄糖的吸收。

(2) 兴奋子宫作用：静脉给药后，麻醉兔在体子宫及其附近组织的张力显著增加，对离体豚鼠子宫亦显著增加其张力。

(3) 增加体重：对小鼠灌胃，其体重增长明显。

(4) 抗疲劳、耐缺氧作用：连续给药7天，使小鼠游泳时间明显延长，在常压缺氧情况下，使小鼠的存活时间大大延长。

(5) 抗突变、抗肿瘤作用：用本品对小鼠给药10天，有显著抗突变作用，且对小鼠在体 S_{180}瘤体生长有明显的抑制作用。

刺五加片

Cìwǔjiā Piàn

【处方来源】　研制方。

【处方组成】　刺五加浸膏150g

【制法】　取刺五加浸膏，加辅料适量，混匀，制成颗粒，干燥，压制成1 000片，包糖衣，即得。

【性状】　本品为糖衣片，除去糖衣后显棕褐色；味微苦、涩。

【功能】　益气健脾，补肾安神。

【用法与用量】　口服，1次2～3片，1日2次。

【贮藏】　密封。

【临床应用】

(1) 用于脾肾阳虚，体虚乏力，食欲不振，腰膝酸痛，失眠多梦，虚烦不寐，偏头痛，及脾肾阳虚所致痰饮咳嗽。

(2) 用于低血压，冠心病心绞痛，白细胞减少症，神经衰弱，血管神经性头痛，慢性支气管炎，更年期综合征，黄褐斑。

【药理研究】

(1) 对中枢神经系统的作用：醇浸水溶液能显著抑制苯甲酸钠咖啡因引起的小鼠自发活动增加，并能延长异戊巴比妥钠所致的小鼠睡眠时间。

(2) 抗辐射作用：刺五加能使受辐射鼠生存时间延长2倍，并能改善血象。

(3) 解毒作用：刺五加可以减少青蛙因注入洋地黄毒苷引起的死亡率，提高机体的解毒能力。

(4) 对免疫功能的影响：刺五加醇提取水溶液能增强小鼠网状内皮系统对碳粒的吞噬能力，对苯引起的小鼠、兔的白细胞减少症均有显著的预防作用。

(5) 对心血管系统的作用：刺五加可使猫的低血压恢复正常，并使肾上腺素引起的兔高血压降至正常范围。

(6) 对呼吸系统的影响：刺五加醇浸水溶液对小鼠有止咳作用。

(7) 对肿瘤的作用：刺五加对药物诱发瘤、移植癌和癌的转移以及小鼠白血病都有一定的抑制作用。

（8）抗菌抗炎作用：刺五加醇浸液对白色葡萄球菌、奈瑟菌、大肠杆菌均有抑制作用。

附：刺五加浸膏

【处方组成】 刺五加1 000g

【制法】 取刺五加1 000g，粉碎成粗粉，加7倍量的75%乙醇，连续回流提取12小时，滤过，滤液回收乙醇，浓缩成浸膏50g，即得。

【性状】 本品为黑褐色的稠膏状物；气香，味微苦、涩。

【功能】 益气健脾，补肾安神。

【用法与用量】 口服，1次0.3～0.45g，1日3次。

【贮藏】 密封。

其余各项见刺五加片。

明目地黄丸
Míngmù Dìhuáng Wán

【处方来源】 《万病回春》。

【处方组成】 熟地黄160g 山茱萸（制）80g 牡丹皮60g 山药80g 茯苓60g 泽泻60g 枸杞子60g 菊花60g 当归60g 白芍60g 蒺藜60g 石决明（煅）80g

【制法】 以上12味，粉碎成细粉，过筛，混匀。每100g粉末用炼蜜35～50g加适量的水泛丸，干燥，制成水蜜丸，或取上法混匀粉末100g加炼蜜90～110g制成小蜜丸或大蜜丸，即得。

【性状】 本品为黑褐色至黑色的水蜜丸，黑色的小蜜丸或大蜜丸；气微香，味先甜而后苦、涩。

【功能】 滋肾，养肝，明目。

【规格】 大蜜丸每丸重9g。

【用法与用量】口服，水蜜丸1次6g，小蜜丸1次9g，大蜜丸1次1丸，1日2次。

【贮藏】 密封。

【临床应用】

（1）用于肝肾阴虚，目涩畏光，视物模糊，迎风流泪；肝肾阴虚所致的圆翳内障，青风内障，视瞻昏渺，青盲，高风内障等。

（2）用于老年性白内障，原发性慢性开角型青光眼，视神经萎缩，视网膜色素变性，中心性浆液性视网膜脉络膜炎，玻璃体混浊等；预防因环磷酰胺和^{60}Co照射所致的白细胞降低。

知柏地黄丸
Zhībò Dìhuáng Wán

【处方来源】《医宗金鉴》。

【处方组成】 知母40g 黄柏40g 熟地黄160g 山茱萸（制）80g 牡丹皮60g 山药

80g　茯苓60g　泽泻60g

【制法】　以上8味，粉碎成细粉，过筛，混匀。每100g粉末用炼蜜35～50g加适量的水泛丸，干燥，制成水蜜丸，或取上法混匀的粉末100g加炼蜜80～110g制成小蜜丸或大蜜丸，即得。

【性状】　本品为棕黑色的水蜜丸，黑褐色的小蜜丸或大蜜丸；味甜而带酸苦。

【功能】　滋阴降火。

【规格】　大蜜丸每丸重9g。

【用法与用量】　口服，水蜜丸1次6g，小蜜丸1次9g，大蜜丸1次1丸，1日2次。

【贮藏】　密封。

【临床应用】

（1）用于阴虚火旺，潮热盗汗，口干咽痛，耳鸣遗精，小便短赤；阴虚火旺所致的消渴；瘿气，风眩，梦遗，梦交，带下，白浊，血淋，虚火牙痛，虚烦盗汗等。

（2）用于糖尿病，甲状腺功能亢进，高血压病，慢性前列腺炎，慢性肾盂肾炎，慢性肾小球肾炎，肾病综合征，慢性肾功能不全，更年期综合征，功能性子宫出血，排卵期出血病，复发性口疮，肺结核，肾结核，神经衰弱，习惯性便秘。

【药理研究】

（1）抗缺氧作用：本品及其水提醇沉液能提高甲亢阴虚型小鼠的耐缺氧能力。

（2）抗菌抗炎作用：本品能显著提高大鼠巨噬细胞和中性粒细胞的吞噬率而呈现抗菌抗炎作用。

（3）降血糖作用：本品能降低正常小鼠及四氧嘧啶诱导糖尿病小鼠的血糖，并减少小鼠每日饮水量。

河车大造丸

Héchē Dàzào Wán

【处方来源】　《景岳全书》。

【处方组成】　紫河车100g　熟地黄200g　天冬100g　麦冬100g　杜仲（盐炒）150g　牛膝（盐炒）100g　黄柏（盐炒）150g　龟甲（制）200g

【制法】　以上8味，粉碎成细粉，过筛，混匀。每100g粉末用炼蜜30～40g加适量的水泛丸，干燥，制成水蜜丸；或取上法混匀粉末100g加炼蜜80～100g制成小蜜丸或大蜜丸，即得。

【性状】　本品为黑褐色的水蜜丸、小蜜丸或大蜜丸；气微香，味苦、甘。

【功能】　滋阴清热，补肾益肺。

【规格】　大蜜丸每丸重9g。

【用法与用量】　口服，水蜜丸1次6g，小蜜丸1次9g，大蜜丸1次1丸，1日2次。

【贮藏】　密封。

【临床应用】

（1）用于肺肾两亏，虚劳咳嗽，骨蒸潮热，盗汗遗精，腰膝酸软；肺肾阴虚所致的髓劳；绝经前后诸证，肺痨，骨痨，久咳，内伤发热等。

（2）用于再生障碍性贫血，更年期综合征，肺结核，淋巴结核，骨结核，盆腔结核，慢性支气管炎，小儿支气管哮喘，高血压病，甲状腺功能亢进，男性不育，慢性肾炎，慢性肝炎等。

【药理研究】

（1）促进骨髓造血：皮内注射（每只0.2g），对小鼠粒系祖细胞（CFU－C、CFU－D）有明显的促进增殖功能的作用。

（2）增强免疫功能：可增强机体的自稳状态，调节内脏功能，对造血功能有促进作用。

参苓白术散

Shēnlíng Báizhú Sǎn

【处方来源】《太平惠民和剂局方》。

【处方组成】人参100g 茯苓100g 白术（炒）100g 山药100g 白扁豆（炒）75g 莲子50g 薏苡仁（炒）50g 砂仁50g 桔梗50g 甘草100g

【制法】以上10味，粉碎成细粉，过筛，混匀，即得。

【性状】本品为黄色至灰黄色的粉末；气香，味甜。

【功能】补脾胃，益肺气。

【用法与用量】口服，1次6～9g，1日2～3次。

【贮藏】密闭，防潮。

【临床应用】

（1）用于脾胃虚弱，食少便溏，气短咳嗽，肢倦乏力；脾虚湿停或脾肺气虚所致的久泻；小儿疳积，厌食，久咳，带下病。

（2）用于慢性胃炎，慢性肠炎，小儿营养不良，小儿缺锌症，小儿神经性厌食症，慢性支气管炎，慢性鼻炎，慢性鼻窦炎，慢性化脓性中耳炎，慢性肝炎，肝硬化，慢性肾炎，肺心病，湿疹，痤疮。

【药理研究】

（1）增进肠道的吸收功能：对麻醉家兔给散剂后可促进其小肠对水分和氯离子的吸收。

（2）改善代谢：能升高慢性胃炎、慢性结肠炎、胃及十二指肠溃疡病人尿中肌酐、尿酸、尿素氮，并可提高患者的免疫功能，改善血流变学的指标。

香砂六君丸

Xiāngshā Liùjūn Wán

【处方来源】《古今名医方论》。

【处方组成】木香70g 砂仁80g 党参100g 白术（炒）200g 茯苓200g 炙甘草70g 陈皮80g 半夏（制）100g

【制法】以上8味，粉碎成细粉，过筛，混匀。另取生姜10g，大枣20g，分次加水煎煮，滤过。取上述粉末，用煎液泛丸，低温干燥，即得。

【性状】本品为黄棕色水丸；气微香，味微甜、辛。

【功能】益气健脾，和胃。

【用法与用量】　口服，1次6～9g，1日2～3次。

【贮藏】　密闭，防潮。

【临床应用】

（1）用于脾虚气滞，消化不良，嗳气食少，脘腹胀满，大便溏泄。

（2）用于慢性萎缩性胃炎，胃及十二指肠溃疡，慢性肠炎，胃肠功能紊乱，妊娠剧吐，缺铁性贫血，慢性肾炎，缺血性心脏病，支气管哮喘，单纯性肥胖症。

【药理研究】

（1）对消化系统的作用：本品能促进大鼠胃酸分泌，显著提高胃液游离酸度、总酸度和总的排出量，对胃炎模型大鼠，能抑制胃粘膜水肿、充血及淤血等病变，减轻炎细胞浸润及腺体增生性改变。

（2）对神经系统的作用：能显著抑制被新斯的明增强的小鼠小肠推进运动，显著对抗乙酰胆碱、氯化钡、组织胺引起的离体肠收缩。

桂附地黄丸

Guìfù Dìhuáng Wán

【处方来源】　《金匮要略》。

【处方组成】　肉桂20g　附子（制）20g　熟地黄160g　山茱萸（制）80g　牡丹皮60g　山药80g　茯苓60g　泽泻60g

【制法】　以上8味，粉碎成细粉，过筛，混匀。每100g粉末加炼蜜35～50g加适量的水泛丸，干燥，制成水蜜丸；或取上法混匀的粉末100g加炼蜜80～110g制成小蜜丸或大蜜丸，即得。

【性状】　本品为黑棕色的水蜜丸，黑褐色的小蜜丸或大蜜丸；味甜而带酸、辛。

【功能】　温补肾阳。

【规格】　大蜜丸每丸重9g。

【用法与用量】　口服，水蜜丸1次6g，小蜜丸1次9g，大蜜丸1次1丸，1日2次。

【贮藏】　密封。

【临床应用】

（1）用于肾阳不足，腰膝酸冷，肢体浮肿，小便不利或反多，痰饮喘咳，消渴；肾阳不足所致的阳痿，男子不育，精浊；哮病，鼓胀，带下。

（2）用于慢性前列腺炎，老年性尿失禁，支气管哮喘，慢性支气管炎，糖尿病，晚期血吸虫病腹水，慢性肾炎，肾上腺皮质功能减退，胃及十二指肠溃疡，胃癌，肠道易激惹综合征，甲状腺功能减退，肺心病，缓慢性心律失常，心脑动脉硬化，腰椎间盘突出，腰椎管狭窄症，腰肌劳损等。并可预防骨质疏松，抗衰老。

【药理研究】

（1）增强免疫功能：灌服本品，可增强小鼠外周血淋巴细胞转化率，提高其血清中抗体含量，促进抗体生成。

（2）抗动脉硬化作用：本品对喂以高胆固醇饲料的小鼠，能降低其肝、心、主动脉脂质，具有抗动脉粥样硬化的作用。

（3）抗衰老作用：本品可提高小鼠血液和脑匀浆过氧化物歧化酶（SOD）活性，降低脑、肾上腺等组织内丙二醛的含量，具有抗衰老作用。

（4）对糖代谢的影响：本品能改善老年大鼠或小鼠因老化而不断降低的糖同化功能，具有改善胰岛分泌胰岛素的作用，浸膏对糖尿病模型大鼠的饮水量、排尿量及尿糖均呈抑制作用。

（5）对神经体液调节的作用：本品以成人10倍量喂小鼠，可使精囊腺、前列腺明显增重，垂体中卵泡刺激素明显增加，提示该药可促进下丘脑－垂体－性腺功能。

（6）对白内障的影响：本品能抑制白内障模型小鼠晶状体混浊时 Na^+/K^+ 比值的急剧上升，对 Ca^{2+} 含量及含水量的变化亦有不同程度的抑制，并能延缓遗传性白内障形成时间，阻抑大鼠晶状体体外培养中半乳糖的蓄积。

思考与练习

1. 试述补益类中成药的适用范围。
2. 应用补益类中成药时应注意什么？
3. 常用的几种补益类中成药的性状如何？
4. 常用的几种补益类中成药的功能有何异同，临床作用有何区别？
5. 试述补中益气丸、归脾丸、参苓白术散、香砂六君丸、人参养荣丸、六味地黄丸、杞菊地黄丸、知柏地黄丸、河车大造丸、龟龄集、桂附地黄丸、五子衍宗丸、耳聋左慈丸、龟鹿补肾丸、刺五加片、生脉饮、四物合剂、阿胶、八珍丸、十全大补丸、乌鸡白凤丸的药理研究与功能及临床作用之间的关系。

第九节　固涩类中成药

凡以固涩药或固涩药配合补益药为主组成，具有收敛固涩作用，以治疗气、血、津、精耗散或滑脱病证的中成药，称为固涩类中成药。

气、血、津、精是构成人体和维持人体生命活动的物质基础，既不断被消耗，又不断得到补充，周而复始，保持着动态平衡。若消耗过度，正气亏虚，则可致滑脱不禁，散失不收。本着“急则治标，缓则治本”的原则，常选用本类药治疗为先，然后再以补益药治本。

气、血、津、精耗散或滑脱病证有自汗盗汗、肺虚久咳、泻痢不止、遗精滑泄、小便不禁、崩漏带下等，本节只介绍治疗其中部分病证的固涩类中成药。

使用本类药应注意：凡病证属邪实者，如热病汗出、痰饮咳嗽、泻痢初起、火扰精遗、血热崩漏等，不宜选用本类药物，易致闭门留寇。

七味都气丸

Qīwèi Dūqì Wán

【处方来源】　《医宗己任编》。

【处方组成】　五味子（制）150g　山茱萸（制）200g　茯苓150g　牡丹皮150g　熟地黄400g　山药200g　泽泻150g

【制法】　以上7味，粉碎成细粉，过筛，混匀。每100g粉末用炼蜜30g加适量的水泛丸，干燥，即得。

【性状】　本品为黑褐色的水蜜丸；气微香，味甘、微酸。

【功能】　补肾纳气，涩精止遗。

【规格】　每40丸重约3g。

【用法与用量】　口服，1次9g，1日2次。

【注意】　外感咳嗽、气喘者忌服。

【贮藏】　密封。

【临床应用】

（1）用于肾虚不能纳气，呼多吸少，喘促胸闷，久咳，咽干气短，遗精盗汗，小便频数。

（2）用于老年性慢性支气管炎，支气管哮喘，肺气肿，神经衰弱，甲状腺功能减退。

玉屏风口服液

Yùpíngfēng Kǒufúyè

【处方来源】　《丹溪心法》。

【处方组成】　黄芪600g　防风200g　白术（炒）200g

【制法】　以上3味，将防风酌予碎断，提取挥发油，蒸馏后的水溶液另器收集；药渣及其余黄芪2味加水煎煮2次，第一次1.5小时，第二次1小时，合并煎液，滤过，滤液浓缩至适量，加适量乙醇使沉淀，取上清液减压回收乙醇，加水搅匀，静置，取上清液滤过，滤液浓缩。另取蔗糖400g制成糖浆，与上述药液合并，再加入挥发油及蒸馏后的水溶液，调整总量至1 000ml，搅匀，滤过，灌装，灭菌，即得。

【性状】　本品为棕红色至棕褐色的液体；味甜、微苦、涩。

【功能】　益气，固表，止汗。

【规格】　口服液每支装10ml。

【用法与用量】　口服，1次10ml，1日3次。

【贮藏】　密封，置阴凉处。

【临床应用】

（1）用于表虚不固，自汗恶风，面色㿠白，或体虚易感风邪者。

（2）用于慢性支气管炎，支气管哮喘，反复上呼吸道感染，过敏性鼻炎，慢性鼻炎，各类肾小球肾炎，胃下垂，荨麻疹。

【药理研究】

（1）对免疫功能的作用：散剂对小鼠脾脏抗体形成细胞数有明显的双向调节作用，对小鼠巨噬细胞吞噬功能有明显的促进作用。

（2）对变态反应性疾病的作用：散剂对家兔变态反应性鼻炎有较好的改善及治疗作用，能抑制小鼠体内 IgE 的产生，抑制肥大细胞释放生物活性物质，对Ⅰ型变态反应性疾病有效。

（3）抗病毒作用：口服液在鸡胚内不仅能抑制病毒，而且能灭活病毒。

（4）增强肾上腺皮质功能：本品对阳虚模型小鼠可使其体重增加，肾上腺占体重的百分比也明显增加。

龙牡壮骨颗粒

Lóngmǔ Zhuànggǔ Kēlì

【处方来源】 研制方

【处方组成】 党参　黄芪　麦冬　龟板（醋制）　白术（炒）　山药　五味子（醋制）　龙骨　牡蛎（煅）　茯苓　大枣　甘草　乳酸钙　鸡内金（炒）　维生素 D_2　葡萄糖酸钙

【制法】 以上16味，党参、黄芪、麦冬、白术、山药、五味子、茯苓、大枣、甘草9味加水煎煮3次，每次2小时，合并煎液，滤过；龟板、龙骨、牡蛎3味加水煎煮4次，每次2小时，合并煎液，滤过，滤液与党参等提取液合并，浓缩至相对密度为1.32（20℃）的清膏，加糖粉、鸡内金粉、乳酸钙、葡萄糖酸钙及维生素 D_2，混匀，制成颗粒，干燥，制成1 000g，即得。

【性状】 本品为黄色或黄棕色的颗粒；味甜。

【功能】 强筋壮骨，和胃健脾。

【规格】 颗粒剂每袋装5g。

【用法与用量】 开水冲服，2岁以下1次5g，2～7岁1次7g，7岁以上1次10g，1日3次。

【贮藏】 密封。

【临床应用】

（1）用于治疗和预防小儿佝偻病，软骨病；对小儿多汗、夜惊、食欲不振、消化不良、发育迟缓等症也有治疗作用。

（2）用于小儿营养性佝偻病，消化不良，小儿迁延性肝炎，老年内分泌失调所致骨质疏松。

【药理研究】 对骨骼的作用：对造模的骨质疏松症大鼠，灌服本品有明显的治疗作用，本品尚能促进正常小鼠对钙、磷的吸收。

四　神　丸

Sìshén Wán

【处方来源】 《校注妇人良方》。

【处方组成】 肉豆蔻（煨）200g　补骨脂（盐炒）400g　五味子（醋制）200g　吴茱萸（制）100g　大枣（去核）200g

【制法】　以上5味，粉碎成细粉，过筛，混匀。另取生姜200g，捣碎，加水适量压榨取汁，与上述粉末泛丸，干燥，即得。

【性状】　本品为浅褐色至褐色的水丸；气微香，味苦、咸而带酸、辛。

【功能】　温肾暖脾，涩肠止泻。

【用法与用量】　口服，1次9g，1日1~2次。

【贮藏】　密闭，防潮。

【临床应用】

（1）用于命门火衰，脾肾虚寒，五更泄泻或便溏腹痛，腰酸肢冷；久泻；小儿遗尿。

（2）用于慢性非特异性溃疡性结肠炎，过敏性结肠炎，慢性肠炎，慢性痢疾，肠道易激惹综合征，肠结核。

【药理研究】

（1）对肠道平滑肌的作用：本品对家兔肠管的自发性活动有明显的抑制作用，并能对抗乙酰胆碱、氯化钡引起的肠痉挛。

（2）其他作用：本品能增加幼鼠的体重及增加小鼠淋巴细胞的百分率。

固　经　丸

Gùjīng Wán

【处方来源】　《医学入门》。

【处方组成】　黄柏（盐炒）300g　黄芩（酒炒）200g　椿皮（炒）150g　香附（醋制）150g　白芍（炒）300g　龟甲（制）400g

【制法】　以上6味，粉碎成细粉，过筛，混匀，用水泛丸，干燥，即得。

【性状】　本品为米黄色的水丸；味苦。

【功能】　滋阴清热，固经止带。

【用法与用量】　口服，1次6g，1日2次。

【贮藏】　密闭，防潮。

【临床应用】

（1）用于阴虚血热，月经先期，经血量多，色紫黑，赤白带下；崩漏，产后恶露不尽。

（2）用于功能性子宫出血，女性生殖器炎症，绝经期综合征，子宫肌瘤。

思考与练习

1. 试述固涩类中成药的适用范围。
2. 应用固涩类中成药时应注意什么？
3. 常用的几种固涩类中成药的性状如何？
4. 常用的几种固涩类中成药的功能有何异同，临床作用有何区别？
5. 试述龙牡壮骨颗粒、玉屏风口服液、四神丸的药理研究与功能及临床作用之间的关系。

第十节　理气类中成药

凡以理气药为主组成，具有行气或降气作用，能疏畅气机，以治疗气滞证或气逆证为主的中成药，称为理气类中成药。

气为一身之主，升降出入，运行全身，使五脏六腑、四肢百骸得以正常活动。但劳倦过度，情志失调，饮食失节，寒温不适等，均可使气的升降失常，引起气滞证或气逆证。气滞证主要为气机郁结所致，治宜行气解郁，可选用行气类中成药；气逆证由气的升降失调所致，治宜降气平冲，可选用降气类中成药。

使用本类中成药时注意，理气类中成药多属芳香辛燥之品，易耗气伤津，故年老体弱者、阴虚火旺者、孕妇及有出血趋向的病人慎用；也不可过量使用。

元胡止痛片

Yuánhú Zhǐtòng Piàn

【处方来源】　经验方。

【处方组成】　延胡索（醋制）445g　白芷 223g

【制法】　以上 2 味，取白芷 166g，粉碎成细粉，剩余的白芷与延胡索粉碎成粗粉，用 3 倍量的 60% 乙醇浸泡 24 小时，加热回流 3 小时，收集提取液，再加 2 倍量的 60% 乙醇加热回流 2 小时，收集提取液，合并 2 次提取液，滤过，滤液浓缩成稠膏状，加入上述细粉制成颗粒，压制成 1 000 片，包糖衣或薄膜衣，即得。

【性状】　本品为糖衣片或薄膜，除去包衣后显棕褐色；气香，味苦。

【功能】　理气，活血，止痛。

【用法与用量】　口服，1 次 4～6 片，1 日 3 次；或遵医嘱。

【规格】　每片重 0.3g。

【注意事项】　孕妇慎用；阴虚火盛者也当慎服。

【贮藏】　密封。

【临床应用】

（1）用于气滞血瘀所致的多种疼痛，如胃痛，胁痛，胸痹心痛，头痛，及痛经，月经不调，乳房胀痛等。

（2）用于冠心病心绞痛，胃炎，胃及十二指肠溃疡，口腔溃疡，血管神经性头痛，三叉神经痛，肋间神经痛，神经官能症的头痛，肾绞痛，胆绞痛，慢性腰腿痛等。

六味木香散

Liùwèi Mùxiāng Sǎn

【来源】　蒙古族验方。

【处方组成】　木香 200g　栀子 150g　石榴 100g　闹羊花 100g　豆蔻 70g　荜茇 70g

【制法】　以上 6 味，粉碎成细粉，混匀，即得。

【性状】　本品为黄色的粉末；气香，味辛、苦。

【功能】　开郁行气，止痛。

【用法与用量】　口服，1次2～3g，1日1～2次。

【规格】　每袋15g。

【贮藏】　密闭，防潮。

【临床应用】　用于脾胃气滞，胃痛，腹痛，嗳气呕吐。

艾附暖宫丸

Àifù Nuǎngōng Wán

【处方来源】　《仁斋直指方论》。

【处方组成】　艾叶（炭）120g　香附（醋制）240g　吴茱萸（制）80g　肉桂20g　当归120g　川芎80g　白芍（酒炒）80g　地黄40g　黄芪（蜜炙）80g　续断60g

【制法】　以上10味，粉碎成细粉，过筛，混匀。每100g粉末加炼蜜110～130g制成小蜜丸或大蜜丸，即得。

【性状】　本品为深褐色至黑色的小蜜丸或大蜜丸；气微，味甘而后苦、辛。

【功能】　理气补血，暖宫调经。

【用法与用量】　口服，小蜜丸1次9g，大蜜丸1次1丸，1日2～3次。

【规格】　大蜜丸每丸重9g。

【注意事项】　服药期间忌食生冷，避免受凉。

【贮藏】　密封。

【临床应用】

（1）用于子宫虚寒，月经不调，经来腹痛，腰酸带下；气血亏虚所致的腹痛、泄泻、尿频等症。

（2）用于不孕症，闭经，宫颈炎等。

柴胡舒肝丸

Cháihú Shūgān Wán

【处方来源】　《景岳全书》。

【处方组成】　茯苓100g　枳壳（炒）50g　豆蔻40g　白芍（酒炒）50g　甘草50g　香附（醋制）75g　陈皮50g　桔梗50g　厚朴（姜制）50g　山楂（炒）50g　防风50g　六神曲（炒）50g　柴胡75g　黄芩50g　薄荷50g　紫苏梗75g　木香25g　槟榔（炒）75g　三棱（醋制）50g　大黄（酒炒）50g　青皮（炒）50g　当归50g　姜半夏75g　乌药50g　莪术（制）50g

【制法】　以上25味，混合，粉碎成细粉，过筛，混匀。每100g粉末加炼蜜180～190g制成大蜜丸，即得。

【性状】　本品为黑褐色的大蜜丸；味苦而甜。

【功能】　舒肝理气，消胀止痛。

【用法与用量】　口服，1次1丸，1日2次。

【规格】 每丸重10g。

【注意事项】 孕妇慎用。

【贮藏】 密封。

【临床应用】

（1）用于肝气不舒，胸胁痞闷，食滞不清，呕吐酸水；气滞血瘀所致的月经不调，痛经，乳房胀痛。

（2）用于慢性肝炎，肋间神经痛，胆病，慢性胃炎，消化道溃疡，胃神经官能症，痛经，乳腺小叶增生等。

逍 遥 丸

Xiāoyáo Wán

【处方来源】《太平惠民和剂局方》。

【处方组成】 柴胡100g 当归100g 白芍100g 白术（炒）100g 茯苓100g 炙甘草80g 薄荷20g

【制法】 以上7味，粉碎成细粉，过筛，混匀。另取生姜100g，分次加水煎煮，滤过。取上述粉末，用煎液泛丸，干燥，即得；或每100g粉末加炼蜜135～145g制成大蜜丸，即得。

【性状】 本品为黄棕色至棕色水丸，棕褐色大蜜丸；味甜。

【功能】 疏肝健脾，养血调经。

【用法与用量】 口服，水丸1次6～9g，1日1～2次；大蜜丸1次1丸，1日2次。

【规格】 水丸每瓶18g；大蜜丸每丸9g。

【注意事项】 孕妇忌服。

【贮藏】 水丸密闭，防潮；大蜜丸密封。

【临床应用】

（1）用于肝气不舒，胸胁胀痛，头晕目眩，食欲减退，月经不调等。

（2）用于黄褐斑，溃疡病，慢性胃炎，肝炎，胆囊炎，肩关节周围炎，中心性视网膜炎，单纯疱疹性角膜炎，声带小结，高脂血症，冠心病，心肌梗死，高血压病，乳腺增生，震颤性麻痹，气功伴发精神障碍等。

【药理研究】

（1）调节内分泌：能使人体卵泡期唾液雌二醇和血清泌乳素浓度下降；能使以左旋甲状腺素诱发甲亢小鼠的血清胆固醇、促甲状腺素下降，三磷酸腺苷、三腆甲状腺原氨酸、甲状腺素上升得到改善；灌胃能使大鼠下丘脑去甲肾上腺素和纹状体多巴胺含量升高，3，4－二羟基乙酸含量降低；灌胃能使小鼠子宫重量增加。

（2）调节中枢神经系统：灌胃能使小鼠转轮数增加；能使情感性精神病患者血浆环磷腺苷含量增加。

（3）保肝：本方冲剂能使肝胶原蛋白含量下降，预防肝硬化发生。

（4）增强体质：灌胃能使小鼠体重较对照组增加。

（5）增加肠蠕动：灌胃能增加碳末在小鼠肠腔中的推进距离。

思考与练习

1. 试述理气类中成药的适用范围。
2. 应用理气类中成药时应注意什么？
3. 常用的几种理气类中成药的性状如何？
4. 常用的几种理气类中成药的功能有何异同，临床作用有何区别？
5. 试述逍遥丸的药理研究与功能及临床作用之间的关系。

第十一节　理血类中成药

凡以理血药为主组成，具有活血、调血或止血等作用，能治疗血证的中成药，统称为理血类中成药。

理血类中成药的功用主要在于调理血分、加速血行、消散瘀血及制止出血等，起到使滞血行、瘀血散、出血止、血虚者补的功效。

三七伤药片
Sānqī Shāngyào Piàn

【处方来源】　研制方。

【处方组成】　三七 52.5g　草乌（蒸）52.5g　雪上一支蒿 23g　冰片 1.05g　骨碎补 492.2g　红花 157.5g　接骨木 787.5g　赤芍 87.5g

【制法】　以上 8 味，草乌、三七、雪上一支蒿 3 味粉碎成细粉；冰片研细；其余 4 味加水煎煮 2 次，第一次 2 小时，第二次 1 小时，合并煎液，滤过，滤液浓缩至相对密度 1.05（80℃ ~90℃），静置，吸取上清液浓缩至相对密度为 1.40（80℃ ~90℃）的清膏，加入草乌、三七、雪上一支蒿细粉，制成颗粒，干燥，加入冰片细粉，混匀，压制成 1 000 片，包糖衣，即得。

【性状】　本品为糖衣片，除去糖衣后显棕褐色；味微苦。

【功能】　舒筋活血，散瘀止痛。

【用法与用量】　口服，1 次 3 片，1 日 3 次；或遵医嘱。

【注意】　孕妇禁用；有心血管疾病的患者慎用。

【贮藏】　密封。

【临床应用】

（1）用于跌打损伤，风湿瘀阻，关节痹痛。

（2）用于各种扭伤、损伤、骨折引起的急慢性疼痛等。

【药理研究】

（1）镇痛：对小鼠实验性疼痛有明显的镇痛效应，可明显减少醋酸引起的小鼠扭体次数；热板法实验证明，可提高小鼠的痛阈。

（2）抗炎：口服能明显抑制二甲苯所致的小鼠耳廓部炎性肿胀；对于蛋清所致的大鼠足肿胀也有明显的抑制作用。

（3）止血：灌胃，对小鼠有很好的促凝作用，口服2.5小时后能缩短正常凝血时间，又能对抗肝素的抗凝作用。

地奥心血康胶囊

Dì'ào Xīnxuèkāng Jiāonáng

【处方来源】 研制方。

【处方组成】 黄山药、穿龙薯蓣的根茎提取物（甾体总皂苷）。

【性状】 本品为胶囊剂，内容物为浅黄色或浅棕黄色的粉末；味微苦。

【功能】 活血化瘀，行气止痛，扩张冠脉血管，改善心肌缺血。

【规格】 每粒含甾体总皂苷100mg（相当于甾体总皂苷元35mg）。

【用法与用量】 口服，1次1～2粒，1日3次。

【注意】 首次服药者，服用初期（15～30天），1次2粒，1日3次；病情好转后，可改为1次1粒，1日3次。

【贮藏】 密封。

【临床应用】

（1）用于冠心病，心肌缺血，心绞痛，在改善胸闷、心悸、气短、头晕、乏力等临床症状方面有显著疗效。

（2）用于高血压，高脂血症，病毒性心肌炎，脑梗塞、椎基底动脉供血不足等缺血性脑血管病，偏瘫、失语及相应神经系统体征，心律失常，冠心病，高血压心脏病，肺心病合并的频发性室性早搏，冠心病合并阵发性房颤。

【药理研究】

（1）抗心肌缺血和心肌保护：能减轻实验犬心肌缺血的程度和缺血范围；定量组织化学观察发现用药后的家兔心肌缺血区和梗死区均显著减少；改善心肌氧供应和冠脉血流量：本品能减慢心率，减少心室舒张末期容积，使心肌耗氧量减少；在体小鼠耐缺氧实验和离体乳鼠培养心肌细胞实验均证明本品能显著延长缺氧动物的存活时间及存活率，降低心肌耗氧量；本品对冠脉中的输送血管和小的阻力血管均可有不同程度的扩张，并增加毛细血管的开放程度和面积，使心肌冠脉血流量和毛细血管的血流量显著增加；能通过减少心肌细胞钙的内流，从而防止“钙超载”对心肌的损伤。

（2）改善心肌功能，降低动脉血压：能减慢心率，心输出量有减少趋势，降低心脏的前负荷和后负荷，左室舒张内压下降，同时可降低血压和平均动脉压，改善左室舒张功能和提高泵血功能。

（3）抑制血小板的聚集和提高抗凝活力：能减少心肌缺血大鼠的血小板1分钟聚集率和血小板最大聚集率，降低血小板粘附率；对外源性和内源性凝血系统均有抑制作用，使凝血过程延长，从而发挥抗凝作用。

（4）调整血脂：本品可降低血清中总胆固醇、甘油三酯水平。

华佗再造丸

Huàtuó Zàizào Wán

【处方来源】　研制方。

【处方组成】　川芎　吴茱萸　冰片等

【性状】　本品为黑色的浓缩水蜜丸；气香，味苦。

【功能】　活血化瘀，化痰通络，行气止痛。

【规格】　每瓶80g。

【用法与用量】　口服，1次4～8g，1日2～3次；重症1次8～16g；或遵医嘱。

【注意】　孕妇忌服。

【贮藏】　密封。

【临床应用】

（1）用于瘀血或痰湿闭阻经络之中风瘫痪，拘挛麻木，口眼歪斜，言语不清。

（2）用于冠心病心绞痛，脑血管病，脑血管病后遗症，精液不液化所致的男性不育。

【药理研究】

（1）增加血液流变性：降低血小板聚集性，病人服用本品后其圆树形血小板明显增加，扩大型明显减少，血小板的聚集数明显减少；可使体外血栓长度缩短，干重减轻，减少体外血栓形成；可使红细胞电泳时间明显缩短，红细胞表面负电荷显著增加，而血沉速度减慢，红细胞压积减少，从而能防止红细胞凝集；可使血浆粘度降低。

（2）改善心脑的血液供应：给麻醉动物静脉注射华佗再造丸浸膏水溶液（0.125～1.0ml/kg），结果表明本品有选择性扩张头部血管的作用，能显著增加颈总动脉及颅内动脉的血流量。此外，华佗再造丸对离体心脏冠状动脉的扩张作用强于外周血管，静脉注射后引起动脉血压明显下降。

（3）强心：华佗再造丸可增强心肌收缩力，增加心输出量，进而改善心功能。

（4）促进血肿病灶消退：给实验性脑血肿家兔灌胃20%华佗再造丸水提液（每日5ml，连续给药14天），瘫痪肢在1周内恢复，而对照组在2周以后才恢复。病理切片检查发现，给药组血肿残余部分可见大量胶质细胞聚集，吞噬细胞明显增多，修复反应较对照组明显，说明华佗再造丸能促进血肿病灶的细胞崩解，增强吞噬细胞功能，从而加速血肿病灶的消除和修复。

（5）免疫增强作用：给正常及免疫抑制小鼠灌服华佗再造丸水提液后，分别检测B淋巴细胞分泌抗体功能以及外周血T淋巴细胞数目，结果表明，正常小鼠给药后上述指标无明显变化，机体处于免疫抑制的小鼠则有明显提高。

抗骨增生丸

Kànggǔ Zēngshēng Wán

【处方来源】　研制方。

【处方组成】　熟地黄210g　肉苁蓉140g　狗脊（盐制）140g　女贞子（盐制）70g　淫羊藿140g　鸡血藤140g　莱菔子（炒）70g　骨碎补140g　牛膝140g

【制法】 以上9味，取狗脊、熟地黄及淫羊藿70g粉碎成细粉，其余6味加水煎煮2次，合并煎液，滤过，滤液浓缩成稠膏状，与上述细粉混匀，干燥，粉碎成细粉，过筛，混匀。每100g粉末用炼蜜20～30g加适量的水泛丸，包衣，打光，干燥，或加炼蜜55～65g制成小蜜丸或大蜜丸，即得。

【性状】 本品为黑色的蜜丸；味甜甘、微涩。

【功能】 补腰肾，强筋骨，活血，利气，止痛。

【规格】 大蜜丸每丸重3g。

【用法与用量】 口服，水蜜丸1次2.2g，小蜜丸1次3g，大蜜丸1次1丸，1日3次。

【注意】 高热禁用。

【贮藏】 密封。

【临床应用】 用于增生性脊椎炎（肥大性胸椎炎，肥大性腰椎炎），颈椎综合征，骨刺等骨质增生症。

【药理研究】

（1）抗炎：大鼠灌胃及腹腔注射给药，对气囊性肉芽肿、角叉菜胶足跖肿胀和棉球肉芽肿等炎症模型皆有明显的抑制作用。

（2）镇痛：对电击小鼠尾或腹腔注射冰醋酸引起的疼痛反应都有明显的抑制作用。

（3）降低血液粘度：本品能明显降低实验小鼠的全血粘度及血浆粘度。

乳癖消片

Rǔpǐxiāo Piàn

【处方来源】 经验方。

【处方组成】 鹿角 蒲公英 昆布 天花粉 鸡血藤 三七 赤芍 海藻 漏芦 木香 玄参 牡丹皮 夏枯草 连翘 红花

【制法】 以上15味，玄参、三七、鹿角分别粉碎成细粉；其余12味加水煎煮2次，第一次3小时，第二次2小时，合并煎液，滤过，浓缩至适量，与上述细粉和适量的辅料混匀，制成颗粒，干燥，压片，包糖衣，即得。

【性状】 本品为糖衣片，除去糖衣后显棕黑色；气微，味苦、咸。

【功能】 软坚散结，活血消痈，清热解毒。

【用法与用量】 口服，1次5～6片，1日3次。

【注意】 孕妇慎服。

【贮藏】 密封。

【临床应用】

（1）用于乳癖结块，乳痈初起。

（2）用于乳腺炎早期，乳腺囊性增生。

【药理研究】

（1）对雌激素引起乳腺增生模型的作用：小鼠腹腔注射雌二醇，造成实验性乳腺增生，灌胃给药治疗，结果表明本品对小鼠乳腺增生呈明显的抑制作用。

（2）抗炎：本品对香柏油和棉球引起的肉芽肿有明显的抑制作用。

（3）雄激素样作用：给雄性大鼠按5.7g/kg连续灌服本药15天，可使其前列腺重量明显增加，说明本品具有雄激素样作用。

定　坤　丹

Dìngkūn Dān

【处方来源】　《医宗金鉴》。

【处方组成】　人参　鹿茸　西红花　鸡血藤　三七　白芍　熟地黄　当归　白术　枸杞子　黄芩　香附　茺蔚子　川芎　鹿角霜　阿胶　延胡索等

【制法】　以上17味，粉碎成细粉，过筛，混匀。每100g粉末加炼蜜125～155g制成大蜜丸，即得。

【性状】　本品为黑褐色的大蜜丸；气微，味先甜而后苦、涩。

【功能】　滋补气血，调经舒郁。

【规格】　每丸重10.8g。

【用法与用量】　口服，1次半丸至1丸，1日2次。

【注意】　孕妇禁用；伤风感冒时停服。

【贮藏】　密封。

【临床应用】

（1）用于月经不调，行经腹痛，崩漏下血，赤白带下，贫血衰弱，血晕血脱，产后诸虚，骨蒸潮热。

（2）用于功能性子宫出血，无器质性改变的不孕症，心血管疾病，痔疮。并可防癌抗癌，保健美容等。

【药理研究】

（1）雌性激素样活性：雌性幼大鼠灌胃给药，镜检观察发现大鼠子宫内膜增厚，细胞成多层均匀排列，分泌细胞较多，体积较大，呈分泌状态，卵巢有初级卵细胞、次级卵细胞及成熟卵细胞，按次序发育，表明本品有显著的雌性激素样活性。

（2）镇痛：对化学物质刺激法实验小鼠灌胃给药，能明显抑制阵痛的次数，达到镇痛效果。

（3）提高吞噬细胞吞噬功能：用本品制成饲料块给小鼠用药，其细胞吞噬能力显著增强。

复方丹参片

Fùfāng Dānshēn Piàn

【处方来源】　研制方。

【处方组成】　丹参450g　三七141g　冰片8g

【制法】　以上3味，丹参提取3次，第一次加乙醇回流1.5小时，滤过，滤液回收乙醇，浓缩至相对密度为1.30（55～60℃）；第二次加入50%的乙醇回流1.5小时，滤过；第三次加水回流2小时，滤过。合并第二次、第三次滤液，回收乙醇，浓缩至相对密度为1.40（55～60℃），与第一次的浓缩液合并，混匀，制成相对密度为1.35～1.39（55℃）的清膏。

将三七粉碎成细粉，与丹参清膏拌匀，干燥，制成颗粒，将冰片研细，与上述颗粒混匀，压制成1 000片，包糖衣或薄膜衣，即得。

【性状】 本品为褐色的片、糖衣片或薄膜衣片，糖衣片或薄膜衣片除去包衣后显褐色；气芳香，味微苦。

【功能】 活血化瘀，理气止痛。

【用法与用量】 口服，1次2~3片，1日3次。

【注意】 孕妇慎用。

【贮藏】 密封。

【临床应用】 用于胸中憋闷，冠心病心绞痛；颅脑外伤后引起的神经衰弱综合征。

【药理研究】

（1）抗心肌缺血、缺氧：用浸膏灌胃（3.5g/kg）或腹腔注射（13.5g/kg），均能显著延长小鼠常压缺氧时间；对急性心肌损害的实验犬，可减慢心率，降低心脏动－静脉血氧差，有利于心绞痛的治疗。

（2）扩张冠脉：能显著增加离体豚鼠灌流心脏的冠脉流量，并随浓度增加而作用增强，对缺氧引起的心衰灌流心脏，浸膏溶液有增加冠脉流量的作用。

（3）抗心律失常：小鼠灌胃，可抑制氯仿引起的小鼠心室纤维颤动，也可缩短氯化钡引起的大鼠心律失常的时间。

附：复方丹参滴丸

【处方组成】 丹参 三七 冰片

【性状】 本品为棕色的滴丸；气香，味稍苦。

【功能】 活血化瘀，理气止痛。

【规格】 每丸重25mg。

【用法与用量】 口服或舌下含服，1次10丸，1日3次，4周为1个疗程；或遵医嘱。

其余各项见复方丹参片。

养血生发胶囊

Yǎngxuè Shēngfà Jiāonáng

【处方来源】 经验方。

【处方组成】 熟地黄 当归 羌活 木瓜 川芎 白芍 菟丝子 天麻 制何首乌

【制法】 以上9味，当归、羌活、川芎、制何首乌、天麻粉碎成细粉；其余4味加水煎煮3次，第一次、第二次各2小时，第三次1小时，合并煎液，滤过，滤液浓缩至适量，与上述细粉混匀，制成颗粒，干燥，过筛，装入胶囊，即得。

【性状】 本品为胶囊剂，内容物为深棕色的颗粒；味辛、微苦。

【功能】 养血补肾，祛风生发。

【规格】 每粒装0.5g。

【用法与用量】 口服，1次4粒，1日2次。

【注意】　宜持续服用2~3个月，即可见效。

【贮藏】　密封。

【临床应用】　用于斑秃，全秃，脂溢性脱发，神经衰弱引起的脱发，病后、产后脱发等。

【药理研究】

（1）抗脱发作用：采用碳酸铊作为脱发剂致大鼠脱毛，实验表明本品具有良好的治疗作用。

（2）加强促皮质激素作用：未成熟小鼠按8g/kg剂量灌服本品，能加强垂体促皮质激素引起的小鼠胸腺萎缩及肾上腺增重的作用。

活血止痛散

Huóxuè Zhǐtòng Sǎn

【处方来源】　经验方。

【处方组成】　当归400g　三七80g　乳香（制）80g　冰片20g　土鳖虫200g　自然铜（煅）120g

【制法】　以上6味，除冰片外，其余5味粉碎成细粉；将冰片研细，与上述粉末配研，过筛，混匀，即得。

【性状】　本品为灰褐色的粉末；气香，味辛、苦、凉。

【规格】　散剂每瓶3g。

【功能】　活血散瘀，消肿止痛。

【用法与用量】　口服，1次1.5g，1日2次。

【注意】　孕妇禁用。

【贮藏】　密封。

【临床应用】

（1）用于跌打损伤，瘀血肿痛。

（2）用于创伤性骨折所致的软组织损伤，亦可用于冠心病心绞痛、坐骨神经痛、肩周炎、急慢性腰扭伤等。

益母草口服液

Yìmǔcǎo Kǒufúyè

【处方来源】　研制方。

【处方组成】　益母草500g

【制法】　取益母草，加水煎煮3次，第一次2小时，第二次1.5小时，第三次1小时，滤过，合并滤液，浓缩至约250ml，冷却，加等量的乙醇，搅匀，静置24小时，滤过，滤液减压回收乙醇并浓缩至稠膏状，加水稀释至500ml，滤过，滤液加糖精钠0.4g使溶解，加水调整总量至1 000ml，搅匀，滤过，灌装，灭菌，即得。

【性状】　本品为棕红色的澄清液体；味甜、微苦。

【功能】　清热凉血，化瘀调经。

【规格】 每支10ml。

【用法与用量】 口服，1次10~20ml，1日3次；或遵医嘱。

【注意】孕妇禁用。

【贮藏】 密封，遮光。

【临床应用】

(1) 用于热结血瘀，月经不调，难产，产后腹痛，产后尿潴留，炎性白带，产后子宫复原不全，慢性附件炎，盆腔炎等，疗效显著。

(2) 用于冠心病心绞痛，单纯心肌缺血，高粘血症，肾炎，原发性高血压病，产后高血压症，中心性视网膜炎，荨麻疹等。

【药理研究】

(1) 兴奋子宫：本品对多种动物的离体或在体子宫、已孕或未孕子宫都有直接兴奋的作用，可使其收缩频率、收缩幅度及紧张程度增加。

(2) 抗心肌缺血：对离体豚鼠心脏异丙肾上腺素造成的心肌缺血模型有显著增加冠脉血流量及显著减慢心率的作用；用于大鼠异丙肾上腺素性心肌缺血，用药后1小时内，大部分动物的心电图都恢复正常，冠脉循环得到改善；静脉注射益母草制剂使麻醉犬明显增加冠脉流量，降低冠脉阻力，减慢心率及减少心输出量和左心室做功的作用；在犬结扎冠状动脉前降支造成的实验性心肌梗死的情况下，静脉注射益母草制剂，经预防治疗后的动物心室梗塞范围明显小于对照组，心肌细胞坏死量减少。

(3) 抗血栓形成：通过抑制血小板功能，抑制内外凝血系统及促进纤溶活性三个环节来抑制血栓形成，对实验性血栓形成的各个阶段均有明显的抑制作用，使血栓形成时间延长，血栓长度缩短，血栓重量减轻，并使血小板计数减少，血小板聚集功能减弱，使凝血酶原时间延长，血浆纤维蛋白原减少，纤维蛋白溶解时间减短。

(4) 改善微循环：用异丙肾上腺素造成大鼠肠系膜微循环障碍，使用本品后，微血流从粒状变成线状，闭锁的毛细血管重新开放，恢复正常。

(5) 降低血液粘度：本品能降低血液及血浆粘度，降低红细胞聚集指数，抑制血小板聚集。

(6) 降压：用益母草碱的丁醇提取物50mg/kg以及益母草碱10mg/kg静脉注射麻醉大鼠后，即刻出现显著的降压作用。

(7) 兴奋呼吸中枢：将麻醉猫从静脉注入益母草碱后，动物的呼吸频率及振幅呈显著增加，在切断两侧迷走神经后仍有呼吸兴奋作用。

附1：益母草流浸膏

【处方组成】 益母草1 000g

【制法】 取益母草1 000g，切碎，加水煎煮3次，合并煎液，滤过，滤液浓缩至约500ml，放冷，加入等量的乙醇，搅匀，静置，沉淀，滤过。滤渣用45%的乙醇洗涤，洗液与滤液合并，减压回收乙醇，放冷，滤过，调整乙醇量至规定浓度，并使总体积为1 000ml，静置，俟澄清，滤过，即得。

【性状】　本品为棕褐色的液体；味微苦。

【功能】　调理月经，收缩子宫。

【用法与用量】　口服，1次5～10ml，1日15～30ml。

【临床应用】　用于月经不调及产后子宫出血，子宫复原不全等。

其余各项见益母草口服液。

附2：益母草膏

【处方组成】　益母草

【制法】　取益母草，切碎，加水煎煮2次，每次2小时，合并煎液，滤过，滤液浓缩至相对密度为1.21～1.25（80℃）的清膏。每100g清膏加糖200g，加热溶化，混匀，浓缩至规定的相对密度，即得。

【性状】　本品为棕色稠厚的半流体；气微，味苦、甜。

【功能】　活血调经。

【规格】　膏滋剂，每瓶重60g、120g。

【用法与用量】　口服，1次10g，1日1～2次。

【临床应用】　用于经闭、痛经及产后瘀血腹痛。

其余各项见益母草口服液。

消栓通络片

xiāoshuān Tōngluò Piàn

【处方来源】　经验方。

【处方组成】　川芎120g　丹参90g　黄芪180g　泽泻60g　三七60g　槐花30g　桂枝60g　郁金60g　木香30g　冰片2.4g　山楂60g

【制法】　以上11味，冰片研细，三七粉碎成细粉；其余9味加水煎煮3次，合并煎液，滤过，滤液减压浓缩成相对密度为1.35～1.40的清膏，加入三七细粉，烘干，制成颗粒，干燥，加入冰片细粉，混匀，压制成片，包糖衣或薄膜衣，即得。

【性状】　本品为糖衣片或薄膜衣片，除去包衣后显褐色；气香，味微苦。

【规格】　每片相当于原药材1.8g。

【功能】　活血化瘀，温经通络。

【用法与用量】　口服，1次6片，1日3次。

【注意】　禁食动物油脂。

【贮藏】　密封。

【临床应用】

（1）用于高血脂、脑血栓引起的精神呆滞，舌质发硬，言语迟涩，发音不清，手足发凉，活动疼痛。

（2）用于预防和治疗冠状动脉粥样硬化性心脏病，缺血性脑血管疾病，脑出血，蛛网膜下腔出血的恢复期和后遗症期，外伤性癫痫等。

跌 打 丸

Diēdǎ Wán

【处方来源】 经验方。

【处方组成】 三七64g 当归32g 白芍48g 赤芍64g 桃仁32g 红花48g 血竭48g 北刘寄奴32g 骨碎补（烫）32g 续断320g 苏木48g 牡丹皮32g 乳香（制）48g 没药（制）48g 姜黄24g 三棱（醋制）48g 防风32g 甜瓜子32g 枳实（炒）32g 桔梗32g 甘草48g 关木通32g 自然铜（煅）32g 土鳖虫32g

【制法】 以上24味，粉碎成细粉，过筛，混匀。每100g粉末加炼蜜100～200g制成大蜜丸，即得。

【性状】 本品为黑褐色至黑色的大蜜丸；气微腥，味苦。

【功能】 活血散瘀，消肿止痛。

【规格】 每丸重3g。

【用法与用量】 口服，1次1丸，1日2次。

【注意】 孕妇禁用。

【贮藏】 密封。

【临床应用】

（1）用于跌打损伤，筋断骨折，瘀血肿痛，闪腰岔气；遗精；足跟痛等。

（2）用于腰肌劳损，关节、韧带等软组织损伤，各类骨折、脱臼、风湿性关节炎及类风湿性关节炎，慢性消化性溃疡等。

跌打活血散

Diēdǎ Huóxuè Sǎn

【处方来源】 经验方。

【处方组成】 红花120g 当归60g 血竭14g，三七20g 骨碎补（炒）60g 续断60g 乳香（制）60g 没药（制）60g 儿茶40g 大黄40g 冰片4g 土鳖虫40g

【制法】 以上12味，除冰片外，其余10味粉碎成细粉；将冰片研细，与上述粉末配研，过筛，混匀，即得。

【性状】 本品为红棕色的粉末；气香，味微苦。

【功能】 舒筋活血，散血止痛。

【规格】 散剂每袋重3g。

【用法与用量】 口服，1次3g，1日2次。外用，以黄酒或醋调敷患处。

【注意】 孕妇禁用；皮肤破损处不宜敷。

【贮藏】 密封。

【临床应用】

（1）用于跌打损伤引起的皮肤瘀血、肿痛、紫斑；闪腰岔气引起的胸胁胀痛，痛呈走窜。

（2）用于软组织损伤，骨折，脱臼等。

【药理研究】

（1）抗血栓：能对抗小鼠的血小板凝聚，减少凝血酶的数量并降低其活性，防止血栓形成。

（2）镇痛：对小鼠感觉神经末梢的递质释放具有抑制作用。

痛　经　丸

Tòngjīng Wán

【处方来源】　经验方。

【处方组成】　当归 75g　白芍 50g　川芎 37.5g　熟地黄 100g　香附（醋制）75g　木香 12.5g　青皮 12.5g　山楂（炭）75g　延胡索 50g　炮姜 12.5g　肉桂 12.5g　丹参 75g　茺蔚子 25g　红花 25g　益母草 300g　五灵脂（醋炒）50g

【制法】　以上 16 味，益母草、茺蔚子、丹参和熟地黄 25g 加水煎煮 2 次，合并煎液，滤过，滤液浓缩至适量；其余 12 味及熟地黄 75g 粉碎成细粉，过筛，混匀，用浓缩液（酌留部分包衣）与适量的水泛丸，用剩余的浓缩液包衣，干燥，打光，即得。

【性状】　本品为棕黑色的水丸；味苦。

【功能】　活血散寒，调经止痛。

【规格】　水丸，每丸重 3g。

【用法与用量】　口服，1 次 6～9g，1 日 1～2 次，临经时服用，连服 3 个月经周期。

【注意】　孕妇禁用。

【贮藏】　密闭，防潮。

【临床应用】

（1）用于寒凝血滞，经来腹痛。

（2）用于原发性痛经。

【药理研究】

（1）对家兔子宫的解经：能明显抑制垂体后叶素和肾上腺素对家兔离体子宫的兴奋作用；痛经丸水提液灌胃可减弱肾上腺素、乙酰胆碱和催产素对在体子宫的兴奋收缩作用。

（2）短暂的降压：本品对家兔静脉注射，可出现短暂的降压作用，降血压强度为 4.3±0.8kPa。

（3）改善微循环：痛经丸 8g/kg 静注未孕雌性家兔，用 60 倍显微镜观察家兔的子宫韧带 30 分钟，其微循环血流速度较给药前显著增加，微动脉和微静脉显著扩张，毛细血管网交点显著增加。

槐　角　丸

Huáijiǎo Wán

【处方来源】　《太平惠民和剂局方》。

【处方组成】　槐角（炒）200g　地榆（炭）100g　黄芩 100g　枳壳（炒）100g　当归 100g　防风 100g

【制法】　以上 6 味，粉碎成细粉，过筛，混匀。每 100g 粉末用炼蜜 45～55g 加适量的水泛丸，干燥，制成水蜜丸；或加炼蜜 130～150g 制成小蜜丸或大蜜丸，即得。

【性状】 本品为黑褐色至黑色的水蜜丸、小蜜丸或大蜜丸；味苦、涩。
【功能】 清肠疏风，凉血止血。
【规格】 大蜜丸每丸重9g。
【用法与用量】 口服，水蜜丸1次6g，小蜜丸1次9g，大蜜丸1次1丸，1日2次。
【注意】 阴虚便秘、脾胃虚寒者不宜用。
【贮藏】 密封。
【临床应用】
(1) 用于肠风便血，痔疮肿痛。
(2) 用于内痔，外痔，痔漏，肛裂，肛痈，溃疡性结肠炎，慢性细菌性痢疾，阿米巴痢疾等。
【药理研究】
(1) 止血：本品煎出液使小鼠的出血时间及兔凝血时间明显缩短。
(2) 收缩血管：本品可使α受体兴奋而致小血管收缩。
(3) 降低毛细血管通透性和脆性：可增强毛细血管的抵抗力，降低毛细血管通透性和脆性，防止微血管出血。

思考与练习

1. 试述理血类中成药的适用范围。
2. 应用理血类中成药时应注意什么？
3. 常用的几种理血类中成药的性状如何？
4. 常用的几种理血类中成药的功能有何异同，临床作用有何区别？
5. 试述跌打活血散、三七伤药片、抗骨质增生丸、复方丹参片（滴丸）、地奥心血康胶囊、华佗再造丸、益母草口服液、定坤丹、痛经丸、乳癖消片、槐角丸、养血生发胶囊的药理研究与功能及临床作用之间的关系。

第十二节 祛痰类中成药

凡以祛痰药为主组成，能够促进痰的排出，或能消除引发致痰的原因，用于治疗诸多痰病的中药制剂，均称为祛痰类中成药。

祛痰类中成药之功用是以祛痰为主，兼以止咳平喘。

儿童清肺丸
Értóng Qīngfèi Wán

【处方来源】 经验方。
【处方组成】 麻黄10g 苦杏仁（炒）20g 石膏40g 甘草10g 桑白皮（蜜炙）30g

瓜蒌皮 30g　黄芩 40g　板蓝根 40g　橘红 30g　法半夏 30g　紫苏子（炒）20g　葶苈子 10g　浙贝母 40g　紫苏叶 20g　细辛 8g　薄荷 30g　枇杷叶（蜜炙）40g　白前 30g　前胡 20g　石菖蒲 30g　天花粉 30g　青礞石（煅）10g

【制法】　以上 22 味，粉碎成细粉，过筛，混匀。每 100g 粉末加炼蜜 170～180g 制成大蜜丸，即得。

【性状】　本品为黑色的大蜜丸；味苦、辛辣。

【功能】　清肺，化痰，止嗽。

【规格】　每丸重 3g。

【用法与用量】　口服，1 次 1 丸，1 日 2 次；3 岁以下 1 次半丸。

【注意】　体弱久嗽及喘息并作者慎用。

【贮藏】　密封。

【临床应用】

（1）用于小儿风寒外束，肺经痰热，面赤身热，咳嗽气促，痰多粘稠，咽痛声哑。

（2）用于支气管炎，支气管肺炎，病毒性肺炎，百日咳等。

川贝枇杷糖浆

Chuānbèi Pípá Tángjiāng

【处方来源】　经验方。

【处方组成】　川贝母流浸膏 45ml　桔梗 45g　枇杷叶 300g　薄荷脑 0.34g

【制法】　以上 4 味，川贝母流浸膏系取川贝母 45g，粉碎成粗粉，用 70% 乙醇作溶剂，浸渍 5 天后，缓缓渗漉，收集初漉液 38ml，另器保存，继续渗漉，俟可溶性成分完全漉出，续漉液浓缩至适量，加入初漉液，混合，继续浓缩至 45ml，滤过；将桔梗和枇杷叶加水煎煮 2 次，第一次 2.5 小时，第二次 2 小时，合并煎液，滤过，滤液浓缩至适量，加入蔗糖 400g 及防腐剂适量，煮沸使溶解，滤过，滤液与川贝母流浸膏混合，放冷，加入薄荷脑和适量杏仁香精的乙醇溶液，随加随搅拌，加水至 1 000ml，搅匀，即得。

【性状】　本品为棕红色的粘稠液体；气香，味甜、微苦、凉。

【功能】　清热宣肺，化痰止咳。

【规格】　糖浆剂每瓶装 100ml。

【用法与用量】　口服，1 次 10ml，1 日 3 次；小儿酌减。

【注意】　内服偶尔致多形红斑样药疹。

【贮藏】　密封，置阴凉处。

【临床应用】

（1）用于风热犯肺，内郁化火所致的咳嗽痰黄或吐痰不爽，咽喉肿痛，胸闷胀痛，感冒咳嗽。

（2）用于支气管炎、肺炎、胸膜炎等引起的咳嗽、哮喘，尤其对小儿的咳嗽疗效更佳。

【药理研究】　止咳、化痰：小鼠灌服本品 20ml/kg 后，可使氨水所致小鼠咳嗽次数显著减少，并可明显促进呼吸道灌洗液中酚红的排出量。

止嗽定喘口服液
Zhǐsòu Dìngchuǎn Kǒufúyè

【处方来源】 《医宗金鉴》。

【处方组成】 麻黄1 000g 苦杏仁1 000g 甘草1 000g 石膏1 000g

【制法】 以上4味，除苦杏仁外，其余3味加水煎煮2次，每次1.5小时，合并煎液，滤过，滤液浓缩至相对密度为1.05～1.10g（50℃）的清膏，放冷，加乙醇适量，静置，吸取上清液，余液滤过，滤液与上清液合并，加40%氢氧化钠溶液调节pH值至8～8.5，静置，滤过，滤液浓缩至1 000ml。苦杏仁配制成杏仁水备用。将上述浓缩液用适量蒸馏水稀释，搅匀，加苦杏仁水及蜂蜜、聚山梨酯、苯甲酸钠等适量，加水至全量，用枸橼酸调节pH值至4.5～5.5，搅匀，滤过，静置，灌装，灭菌，即得。

【性状】 本品为棕黄色的液体；气微香，味甜、微酸、涩。

【功能】 辛凉宣泄，清肺平喘。

【规格】 每支10ml。

【用法与用量】 口服，1次10ml，1日2～3次；儿童酌减。

【注意】 心脏病患者慎用。

【贮藏】 密封。

【临床应用】

（1）用于表寒里热，身热口渴，咳嗽痰盛，喘促气逆，胸膈满闷。

（2）用于急性支气管炎，哮喘性支气管炎，喘息性支气管肺炎，支气管肺炎等。

【药理研究】

（1）平喘：对离体豚鼠气管平滑肌可产生明显的松弛作用，并能对抗组织胺和乙酰胆碱对气管平滑肌的作用；对组织胺引起的豚鼠哮喘模型灌胃可明显延长动物的哮喘潜伏期。

（2）镇咳：小鼠灌胃，可使氨水引咳的潜伏期明显延长，咳喘次数减少。

（3）退热：对伤寒、副伤寒、甲乙三联菌苗所致发热家兔有明显的退热作用。

（4）抑菌：体外抑菌实验表明，对溶血性链球菌、金黄色葡萄球菌、福氏痢疾杆菌、肺炎杆菌、绿脓杆菌等都有较好的抑制和杀灭作用。

百合固金丸
Bǎihé Gùjīn Wán

【处方来源】 《医方集解》。

【处方组成】 百合100g 地黄200g 熟地黄300g 麦冬150g 玄参80g 川贝母100g 当归100g 白芍100g 桔梗80g 甘草100g

【制法】 以上10味，粉碎成细粉，过筛，混匀。每100g粉末用炼蜜20～30g加适量的水泛丸，干燥，制成水蜜丸；或加炼蜜70～90g制成大蜜丸，即得。

【性状】 本品为黑褐色的水蜜丸或大蜜丸；味微甜。

【功能】 养阴润肺，化痰止咳。

【规格】 大蜜丸每丸重9g。

【用法与用量】　口服，水蜜丸1次6g，大蜜丸1次1丸，1日2次。

【注意】　脾虚便溏、食欲不振者忌用。

【贮藏】　密封。

【临床应用】

（1）用于肺肾阴虚，燥咳少痰，痰中带血，咽干喉痛。

（2）用于自发性气胸，肺结核，慢性支气管炎，支气管扩张，咯血，小儿久咳，遗精，泌尿系感染等。

参　苏　丸

Shēnsū Wán

【处方来源】　《太平惠民和剂局方》。

【处方组成】　党参75g　紫苏叶75g　葛根75g　前胡75g　茯苓75g　半夏（制）75g　陈皮50g　枳壳（炒）50g　桔梗50g　甘草50g　木香50g

【制法】　以上11味，粉碎成细粉，过筛，混匀。另取生姜30g，大枣30g，分次加水煎煮，滤过。取上述粉末，用煎液泛丸，干燥，即得。

【性状】　本品为棕褐色的水丸；气微，味微苦。

【功能】　疏风散寒，祛痰止咳。

【规格】　每30g约500粒，每袋9g。

【用法与用量】　口服，1次6~9g，1日2~3次。

【注意】　凡是有寒湿证者慎用；单纯痰热型咳嗽、气喘者不宜用本品。

【贮藏】　密闭，防潮。

【临床应用】

（1）用于体弱感受风寒，恶寒发热，头痛鼻塞，咳嗽痰多，胸闷呕逆。

（2）用于上呼吸道感染，急性支气管炎等。

【药理研究】

（1）解热：对伤寒菌苗致热的家兔灌服参苏丸，具有明显的降温作用。

（2）镇痛：小鼠灌胃能明显延长用热板法测定的痛反应时间；采用扭体法，本品能明显抑制小鼠的扭体次数，有明显的疼痛抑制作用。

（3）镇咳：小鼠灌服参苏丸，能明显延长小鼠对氨水刺激引起的咳嗽潜伏期，减少咳嗽次数。

（4）祛痰：用酚红法进行实验，结果提示本品有明显的祛痰作用。

（5）提高非特异性免疫功能：给小鼠灌服参苏丸，表明有提高非特异性免疫功能的作用。

（6）抗病毒：用鸡胚接种流感病毒实验证明本品具有较好的抗病毒作用。

急支糖浆

Jízhī Tángjiāng

【处方来源】　经验方。

【处方组成】　鱼腥草　金荞麦　四季青　麻黄　紫菀　前胡　枳壳　甘草

【制法】 以上8味，鱼腥草、枳壳加水蒸馏，收集蒸馏液；药渣与其余6味加水煎煮2次，滤过，合并滤液，浓缩至适量；取适量蔗糖，加水煮沸，滤过，与上述蒸馏液、浓缩液合并，加入适量的甜叶菊苷及防腐剂，加水至规定量，混匀，分装，即得。

【性状】 本品为棕黑色的粘稠液体；味甜、微苦。

【功能】 清热化痰，宣肺止咳。

【规格】 糖浆剂每瓶100ml。

【用法与用量】 口服，每次20~30ml，每日3~4次；小儿酌减。

【注意】 咳嗽而属寒证者忌服。

【贮藏】 密封，置阴凉处。

【临床应用】 用于上呼吸道感染，急性支气管炎，慢性支气管炎急性发作，感冒后咳嗽，肺脓疡等。

养阴清肺膏

Yǎngyīn Qīngfèi Gāo

【处方来源】 《重楼玉钥》。

【处方组成】 地黄100g 麦冬60g 玄参80g 川贝母40g 白芍40g 牡丹皮40g 薄荷25g 甘草20g

【制法】 以上8味，川贝母用70%乙醇作溶剂，浸渍18小时后，以每分钟1~3ml的速度缓缓渗漉，俟可溶性成分完全漉出，收集漉液，回收乙醇；牡丹皮与薄荷分别用水蒸气蒸馏，收集蒸馏液，分取挥发性成分另器保存；药渣与其余5味加水煎煮2次，每次2小时，合并煎液，静置，滤过，滤液与川贝母提取液合并，浓缩至适量，加炼蜜500g，混匀，滤过，滤液浓缩至规定的相对密度，放冷，加入牡丹皮与薄荷的挥发性成分，混匀，即得。

【性状】 本品为棕褐色稠厚的半流体；气香，味甜，有清凉感。

【功能】 养阴润燥，清肺利咽。

【规格】 每瓶装100ml。

【用法与用量】 口服，1次10~20ml，1日2~3次。

【注意】 咳嗽痰多或舌苔厚腻者慎用。

【贮藏】 密封，置阴凉处。

【临床应用】

（1）用于阴虚肺燥，咽喉干痛，干咳少痰或痰中带血；久咳，肺痨，白喉，咯血等。

（2）用于咽炎，扁桃体炎，喉炎，支气管炎，肺结核等。

【药理研究】

（1）抗炎：小鼠灌胃表明，本品有明显的润肺、止咳、祛痰和消炎作用。

（2）增强免疫功能：实验表明本品能明显提高正常豚鼠肺吞噬细胞的吞噬功能。

蛇胆川贝散

Shédǎn Chuānbèi Sǎn

【处方来源】 经验方。

【处方组成】　蛇胆汁100g　川贝母600g

【制法】　以上2味，川贝母粉碎成细粉，与蛇胆汁混匀，干燥，粉碎，过筛，即得。

【性状】　本品为浅黄色至浅棕黄色的粉末；味甘、微苦。

【功能】　清肺，止咳，除痰。

【规格】　每瓶装0.3g、0.6g。

【用法与用量】　口服，1次0.3~0.6g，1日2~3次。

【注意】　身体素弱之咳嗽或久咳不已、大便溏泄的患者禁用。

【贮藏】　密封。

【临床应用】

（1）用于肺热咳嗽，痰多。

（2）用于支气管哮喘，急慢性支气管炎，上呼吸道感染，慢性咽炎，小儿肺炎，复发性口疮，百日咳等。

【药理研究】

（1）镇咳：实验表明本品能显著减少豚鼠氨水所致的咳嗽次数，具有明显的镇咳作用。

（2）解痉、平喘：能对抗组织胺和毛果云香碱引起的支气管痉挛，并有较好的解痉、平喘作用。

（3）中枢抑制作用：实验表明本品对中枢有明显抑制作用，能明显减少小鼠自主活动次数，明显延长士的宁引起小鼠惊厥的潜伏期，延缓死亡。

思考与练习

1. 试述祛痰类中成药的适用范围。
2. 应用祛痰类中成药时应注意什么？
3. 常用的几种祛痰类中成药的性状如何？
4. 常用的几种祛痰类中成药的功能有何异同，临床作用有何区别？
5. 试述蛇胆川贝散、川贝枇杷糖浆、养阴清肺膏、参苏丸、止咳定喘口服液的药理研究与功能及临床作用之间的关系。

第十三节　祛湿类中成药

凡以祛湿药为主组成，具有化湿利水、通淋泄浊作用，治疗水湿病证的一类中成药，统称为祛湿类中成药。

本类中成药多由辛香温燥或甘淡渗利之药组成，易于耗伤阴津，故对素体阴虚津亏、病后体弱者以及孕妇等，用之宜慎。

二　妙　丸

Èrmiào Wán

【处方来源】　《丹溪心法》。

【处方组成】　苍术（炒）500g　黄柏（炒）500g

【制法】　以上2味，粉碎成细粉，过筛，混匀，用水泛丸，干燥，即得。

【性状】　本品为黄棕色的水丸；气微香，味苦涩。

【功能】　燥湿清热。

【规格】　每10粒1.2g，每瓶装200g。

【用法与用量】　口服，1次6~9g，1日2次。

【注意】　孕妇忌服。

【贮藏】　密闭，防潮。

【临床应用】

（1）用于湿热下注，足膝红肿热痛，下肢丹毒，白带，阴囊湿痒。

（2）用于泌尿系统感染（急性肾炎、膀胱炎及尿道炎等），消化系统疾病（口腔溃疡、胃炎、胃溃疡、十二指肠溃疡、肠炎、痢疾、肝炎），坐骨神经痛，湿疹等。

【药理研究】

（1）镇静：本品水提液灌胃，能显著延长催眠剂异戊巴比妥钠所致小鼠睡眠时间；具有抗士的宁皮下注射所致小鼠惊厥的作用，使惊厥潜伏期延长。

（2）对胃肠道的作用：水提液灌胃与对照组相比，用酚红测定，表现出对小鼠小肠推进运动有明显的抑制作用；水提液灌胃时，能拮抗乙酰胆碱、磷酸组胺所致的离体豚鼠回肠痉挛性收缩，使收缩幅度降低，而且随浓度增加拮抗作用增强，表明本品有胃肠解痉作用；水提液具有抗盐酸所致大鼠胃粘膜损害的作用；有抗幽门结扎所致的胃溃疡作用；水提液能显著降低结扎幽门后的大鼠胃液总浓度，降低胃蛋白酶活力。

（3）解热：水提液灌胃，可使实验家兔体温明显降低。

（4）抗菌：体外平皿混合法抗菌实验表明，本品对金黄色葡萄球菌、枯草杆菌、白喉杆菌、溶血性链球菌均有抑制作用。

风湿骨痛胶囊

Fēngshī Gǔtòng Jiāonáng

【处方来源】　研制方。

【处方组成】　制川乌　制草乌　红花　甘草　木瓜　乌梅　麻黄

【制法】　以上7味，取制川乌、制草乌、甘草粉碎成细粉，过筛，混匀；其余4味加水煎煮2次，每次2小时，合并煎液，滤过，滤液浓缩至稠膏状，加入上述细粉，混匀，干燥，粉碎成细粉，装入胶囊，制成1 000粒，即得。

【性状】　本品为胶囊剂，内容物为黄褐色的粉末；味微苦、酸。

【功能】　温经散寒，通络止痛。

【规格】　每粒含生药0.5g。

【用法与用量】　口服，1 次 2 ~4 粒，1 日 2 次。

【注意】　本品含毒性药，不可多服；孕妇禁用；坚持疗程，正规治疗；增强肌肉训练，改善功能，避免过劳。

【贮藏】　密封。

【临床应用】

（1）用于风寒湿痹所致的手足四肢腰脊疼痛，风湿性关节炎见以上证候者。

（2）用于颈椎病，骨质增生，骨质疏松，关节、肌肉等软组织损伤所致的后遗症等。

【药理研究】

（1）镇痛：小鼠灌胃表明，本品能减少由醋酸引起的扭体反应，其镇痛作用与阿司匹林相似。

（2）抗炎：大鼠灌胃给药，能抑制佐剂性关节炎和角叉菜性肿胀；对急性浅层组织炎症有较好的抗炎消肿作用。

（3）改善微循环：显微镜观察麻醉大鼠微血管，可见灌服本品组毛细血管网交叉点数增多。

（4）改善血液流态：实验观察表明，本品组大鼠具有明显的血液流态良性改变。

伤湿止痛膏

Shāngshī Zhǐtòng Gāo

【处方来源】　经验方。

【处方组成】　伤湿止痛流浸膏 50g　水杨酸甲酯 15g　薄荷脑 10g　冰片 10g　樟脑 20g　芸香浸膏 12.5g　颠茄流浸膏 30g

【制法】　以上 7 味，伤湿止痛流浸膏系取生草乌、生川乌、乳香、没药、生马钱子、丁香各 1 份，肉桂、荆芥、防风、老鹳草、香加皮、积雪草、骨碎补各 2 份，白芷、山柰、干姜各 3 份，粉碎成粗粉，用 90% 乙醇制成相对密度约为 1.05 的流浸膏；按处方量称取各药，另加 3.7 ~4.0 倍重的由橡胶、松香等制成的基质，制成涂料，进行涂膏，切段，盖衬，切成小块，即得。

【性状】　本品为淡黄绿色至淡黄色的片状橡胶膏；气芳香。

【功能】　祛风湿，活血止痛。

【规格】　橡皮膏，每张 2 片。

【用法与用量】　外用。先将皮肤用温水洗净擦干，撕取橡皮膏，贴于患处，用手掌按摩膏药，使其粘在皮肤上。

【注意】　孕妇慎用；凡对橡皮膏过敏、皮肤糜烂有渗出液及外伤合并化脓者，不宜贴用。

【贮藏】　密封，置阴凉处。

【临床应用】　用于风湿性关节炎，类风湿性关节炎，肌肉疼痛，关节肿痛，软组织扭伤，腮腺炎，婴儿腹泻，慢性咽炎，神经性皮炎。并可用于预防晕车、晕船等。

国　公　酒
Guógōng Jiǔ

【处方来源】　《证治准绳》。

【处方组成】　当归　羌活　怀牛膝（去头）　防风　独活　牡丹皮　广藿香　槟榔　麦冬　陈皮　五加皮　厚朴（姜炙）　红花　天南星（矾水炙）　枸杞子　白芷　白芍　紫草　补骨脂（盐水炙）　青皮（醋炒）　白术（麸炒）　川芎　木瓜　栀子　苍术（炒）　枳壳（去心麸炒）　乌药　佛手　玉竹　红曲　蜂蜜　红糖

【制法】　以上32味，用白酒回流提取3次，每次30分钟，滤过，合并滤液，静置4个月，吸取上清液，灌封，即得。

【性状】　本品为深红色的澄清液体；气清香，味辛、甜、微苦。

【功能】　散风祛湿，舒筋活络。

【规格】　酒剂，每瓶250ml、500ml。

【用法与用量】　口服，1次10ml，1日2次。

【注意】　孕妇忌服。

【贮藏】　密封，置阴凉处。

【临床应用】

（1）用于经络不和、风寒湿痹引起的手足麻木，半身不遂，口眼歪斜，腰腿酸痛，下肢痿软，行步无力等。

（2）用于风湿性关节炎，类风湿性关节炎，中风后遗症等。

胡　蜂　酒
Húfēng Jiǔ

【处方来源】　经验方。

【处方组成】　鲜胡蜂100g　白酒1 000ml

【制法】　取鲜胡蜂，加白酒，浸泡15天，滤过，即得。

【性状】　本品为棕色的澄清液体；有特异腥香气，味苦、麻、微辛。

【功能】　祛风除湿。

【规格】　酒剂，每瓶250ml、500ml。

【用法与用量】　口服，1次15～25ml，1日2次。

【注意】　服后偶有皮肤瘙痒，次日可自行消失。

【贮藏】　密封，置阴凉处。

【临床应用】　用于急性风湿病，风湿性关节炎，支气管喘息，甲状腺肿，高血压病等。

思考与练习

1. 试述祛湿类中成药的适用范围。

2. 应用祛湿类中成药时应注意什么？
3. 常用的几种祛湿类中成药的性状如何？
4. 常用的几种祛湿类中成药的功能有何异同，临床作用有何区别？
5. 试述二妙丸、风湿骨痛胶囊的药理研究与功能及临床作用之间的关系。

第十四节　消导类中成药

凡以消导药为主组成，具有消食导滞、消痞化积作用，治疗食积痞块的中成药，统称为消导类中成药。

此类中成药的处方组成以消导药、理气药为主。若脾胃素虚，饮食不消，或食积日久损伤脾胃者，尚须配伍益气健脾之品，组成消补兼施之剂。

大山楂丸
Dàshānzhā Wán

【处方来源】　《丹溪心法》。

【处方组成】　山楂 1 000g　六神曲（麸炒）150g　麦芽（炒）150g

【制法】　以上 3 味，粉碎成细粉，过筛，混匀。另取蔗糖 600g，加水 270ml 与炼蜜 600g，混合，炼至相对密度约为 1.38（70℃）时，滤过，与上述粉末混匀，制成大蜜丸，即得。

【性状】　本品为棕红色或褐色的大蜜丸；味酸、甜。

【功能】　开胃消食。

【规格】　每丸重 9g。

【用法与用量】　口服，每次 1～2 丸，每日 1～3 次；小儿酌减。

【注意】　孕妇忌服。

【贮藏】　密封。

【临床应用】

（1）用于食积内停所致的食欲不振，消化不良（尤其小儿食滞症及厌食症），脘腹胀闷等。

（2）用于细菌性痢疾，肠炎，冠心病伴房性心律失常等。

【药理研究】

（1）增强胃蛋白酶活性：给大鼠灌服去鞣质大山楂丸液，能明显增强胃蛋白酶活性。

（2）增强胰蛋白酶活性：体外实验表明，本品能显著增强胰蛋白酶活性。

（3）促进胃肠蠕动：小鼠灌胃给药能明显促进胃肠蠕动。

开胸顺气丸
Kāixiōng Shùnqì Wán

【处方来源】　《寿世保元》。

【处方组成】 槟榔300g 牵牛子（炒）400g 陈皮100g 木香75g 厚朴（姜制）100g 三棱（醋制）100g 莪术（醋制）100g 猪牙皂50g

【制法】 以上8味，粉碎成细粉，过筛，混匀，用水泛丸，低温干燥（60℃以下），即得。

【性状】 本品为浅棕色至棕色水丸；味微苦、辛。

【功能】 消积化滞，行气止痛。

【规格】 水丸每袋18g。

【用法与用量】 口服，1次3～9g，1日1～2次。

【注意事项】 孕妇禁用；年老体弱者慎用。

【贮藏】 密封，防潮。

【临床应用】

（1）用于饮食内停，气郁不舒导致的胸胁胀满，胃脘疼痛等。

（2）用于消化不良，急性胃肠炎，细菌性痢疾，肋间神经痛，慢性肝炎，早期肝硬化，便秘等。

保 和 丸

Bǎohé Wán

【处方来源】 《丹溪心法》。

【处方组成】 山楂（焦）300g 六神曲（炒）100g 半夏（制）100g 茯苓100g 陈皮50g 连翘50g 莱菔子（炒）50g 麦芽（炒）50g

【制法】 以上8味，粉碎成细粉，过筛，混匀，用水泛丸，干燥，制成水丸，或每100g粉末加炼蜜125～155g制成大蜜丸，即得。

【性状】 本品为灰棕色至褐色的水丸，气微香，味微酸、涩；或为棕色至褐色的大蜜丸，气微香，味微酸、涩、甜。

【功能】 消食，导滞，和胃。

【规格】 大蜜丸每丸重9g。

【用法与用量】 口服，水丸1次6～9g，大蜜丸1次1～2丸，1日2次；小儿酌减。

【注意】 体虚无积滞者不宜服用；孕妇慎用。

【贮藏】 密封。

【临床应用】

（1）用于食积停滞，脘腹胀满，嗳腐吞酸，不欲饮食。

（2）用于消化不良，胆道系统感染，幽门不全梗阻等。

【药理研究】

（1）助消化：本品可提高胃蛋白酶活性，增加胰液分泌量，提高胰蛋白酶的浓度和分泌量。

（2）调节胃肠功能：本品能抑制小鼠胃排空和家兔十二指肠自发性活动，拮抗乙酰胆碱、氯化钡、组织胺所致家兔和豚鼠离体回肠痉挛性收缩，有较好的解痉止痛及止泻的作用。

（3）抗溃疡：本品能减少胃酸分泌量和总酸排出量，具有较好的抗溃疡、促进损伤粘膜修复的作用。

思考与练习

1. 试述消导类中成药的适用范围。
2. 应用消导类中成药时应注意什么?
3. 常用的几种消导类中成药的性状如何?
4. 常用的几种消导类中成药的功能有何异同，临床作用有何区别?
5. 试述大山楂丸、保和丸的药理研究与功能及临床作用之间的关系。

第十五节　祛风类中成药

凡以辛散疏风或熄风止痉药为主组成，具有疏散外风或平熄内风等作用，以治疗风证为主的中成药，称为祛风类中成药。

风病有“外风”、“内风”两类。外风是外界风邪侵入人体，留于经络、筋肉、筋骨、关节等而致的病证，症见头痛、恶风、肌肤瘙痒、肢体麻木、口眼歪斜等，治宜轻宣疏散，可选用疏散外风的中成药；内风有热极生风、肝阳化风、阴虚风动及血虚生风等，症见眩晕、四肢抽搐，或猝然昏倒、不省人事、口眼歪斜、半身不遂，治宜平熄内风，可选用平熄内风的中成药。

在应用本类中成药时，注意辨别风病的内、外、寒、热、虚、实，外风宜疏散，不宜平熄，内风宜平熄，切忌辛散，选择恰当的药物，不可错用。

川芎茶调散

Chuānxiōng Chátiáo Sǎn

【处方来源】　《太平惠民和剂局方》。

【处方组成】　川芎 120g　白芷 60g　羌活 60g　细辛 30g　防风 45g　薄荷 240g　荆芥 120g　甘草 60g

【制法】　以上 8 味，粉碎成细粉，过筛，混匀，即得。

【性状】　本品为暗黄色的粉末；气香，味辛、微苦。

【功能】　疏风止痛。

【用法与用量】　饭后清茶冲服，1 次 3 ~6g，1 日 2 次。

【规格】　散剂每袋重 30g。

【注意事项】　孕妇慎用。

【贮藏】　密封，防潮。

【临床应用】

（1）用于风邪头痛，或有恶寒、发热、鼻塞等。

（2）用于治疗流感，慢性鼻炎，过敏性鼻炎，鼻息肉，急性额窦炎，血管紧张性头痛，面神经麻痹，周围神经麻痹，三叉神经痛，颈椎病，荨麻疹，梅尼埃综合征等。

【药理研究】

（1）镇痛：对醋酸和热板法所致小鼠疼痛有较好的镇痛作用。

（2）镇静：与硫喷妥钠或戊巴比妥钠均有协同作用，使翻正反射消失的潜伏期缩短，麻醉时间延长，且可使阈下麻醉剂量戊巴比妥钠所致小鼠麻醉。

（3）抗炎：能抑制二甲苯、组织胺及5－羟色胺所致小鼠或大鼠皮肤毛细血管通透性亢进；能对抗醋酸所致小鼠腹腔血管通透性亢进；对蛋清、角叉菜胶所致大鼠足水肿有抑制作用。

（4）解热：对2，4－二硝基酚所致大鼠发热模型有解热作用。

（5）提高耐缺氧能力：能延长闭塞窒息所致小鼠死亡的时间；断头法实验表明，本方可提高受试动物脑的耐缺氧能力。

附：川芎茶调丸

【制法】 以上8味，粉碎成细粉，过筛，混匀，用水泛丸，低温干燥，即得。

【用法与用量】 饭后清茶送服，1次3～6g，1日2次。

【规格】 每20粒重1g。

其余各项见川芎茶调散。

小活络丸

Xiǎohuóluò Wán

【处方来源】 《太平惠民和剂局方》。

【处方组成】 胆南星180g 制川乌180g 制草乌180g 地龙180g 乳香（制）66g 没药（制）66g

【制法】 以上6味，粉碎成细粉，过筛，混匀。每100g粉末加炼蜜120～130g制成大蜜丸，即得。

【性状】 本品为黑褐色至黑色的大蜜丸；气腥，味苦。

【功能】 祛风除湿，活络通痹。

【用法与用量】 黄酒或温开水送服，1次1丸，1日2次。

【规格】 每丸重3g。

【注意事项】 孕妇禁用；有过敏及中毒现象。

【贮藏】 密封。

【临床应用】

（1）用于风寒湿痹，肢体疼痛，麻木拘挛；中风，手足不仁等。

（2）用于治疗肩周炎，坐骨神经痛，腰椎骨质增生，非化脓性肋软骨炎，脑血管病后遗症，慢性风湿性关节炎；外用治疗急慢性软组织损伤等。

【药理研究】 本品有镇痛作用，还有缓慢的抗炎作用及免疫调节作用。

天　麻　丸

Tiānmá Wán

【处方来源】　《景岳全书》。

【处方组成】　天麻60g　羌活100g　独活50g　杜仲（盐炒）70g　牛膝60g　粉萆薢60g　附子（制）10g　当归100g　地黄160g　玄参60g

【制法】　以上10味，粉碎成细粉，过筛，混匀。每100g粉末用炼蜜40～50g加适量的水泛丸，干燥，制成水蜜丸，或加炼蜜90～110g制成大蜜丸，即得。

【性状】　本品为黑褐色的水蜜丸或黑色的大蜜丸；气微香，味微甜、略苦麻。

【功能】　祛风除湿，舒筋通络，活血止痛。

【用法与用量】　口服，水蜜丸1次6g，大蜜丸1次1丸，1日2～3次。

【规格】　大蜜丸每丸重9g。

【贮藏】　密封。

【注意事项】　孕妇慎用。

【临床应用】

（1）用于肝肾不足，风湿瘀阻，肢体拘挛，手足麻木，腰腿酸痛。

（2）用于脑血管意外的半身不遂，偏头痛，坐骨神经痛，风湿性关节炎，类风湿性关节炎，退行性骨关节炎，小儿麻痹后遗症，高血压病等。

【药理研究】

（1）抗炎：能抑制二甲苯或组织胺所致小鼠皮肤毛细血管通透性增加；能抑制蛋清性或甲醛性大鼠足肿胀。

（2）镇痛：能减少醋酸所致小鼠扭体次数和提高热板法刺激小鼠的痛阈。

（3）镇静：能延长戊巴比妥钠小鼠的睡眠时间，减少小鼠自发活动，并与水合氯醛或硫喷妥钠有协同作用。

（4）兴奋脊髓：能增强士的宁所致惊厥作用，结合其镇静作用，可推断本品能兴奋低级中枢，抑制高级中枢。

脑 立 清 丸

Nǎolìqīng Wán

【处方来源】　经验方。

【处方组成】　磁石200g　赭石350g　珍珠母100g　清半夏200g　酒曲200g　酒曲（炒）200g　牛膝200g　薄荷脑50g　冰片50g　猪胆汁350g（或猪胆粉50g）

【制法】　以上10味，先将磁石、赭石、珍珠母、清半夏、牛膝、酒曲、炒酒曲7味分别研成细粉，过筛，取出赭石粉100g留作包衣用；薄荷脑、冰片研成细粉，与上述粉末配研，过筛；猪胆汁加水适量，煮沸，滤过，用胆汁水泛丸。或薄荷脑、冰片研成细粉，与上述粉末及猪胆粉配研均匀，过筛，用水泛丸。用赭石粉包衣，40℃低温干燥，即得。

【性状】　本品为深褐色的水丸；气芳香，味微苦。

【功能】　平肝潜阳，醒脑安神。

【用法与用量】 口服，1次10粒，1日2次。

【规格】 每10粒重1.1克。

【注意事项】 孕妇及体弱虚寒者忌服。

【贮藏】 密封。

【临床应用】

（1）用于肝阳上亢，头晕目眩，耳鸣口苦，心烦难寐。

（2）用于治疗脑血管意外后遗症，梅尼埃综合征，高血压病等。

思考与练习

1. 试述祛风类中成药的适用范围。
2. 应用祛风类中成药时应注意什么？
3. 常用的几种祛风类中成药的性状如何？
4. 常用的几种祛风类中成药的功能有何异同，临床作用有何区别？
5. 试述川芎茶调散、小活络丸、天麻丸的药理研究与功能及临床作用之间的关系。

第十六节　外用类中成药

本类中成药多由清热解毒、活血化瘀、去腐生肌的药组成，具有清解热毒、活血生肌、消肿排脓等作用，以外用为主，通过体表局部发挥治疗作用。

本类药外用于肌表，既可对皮肤粘膜病变组织发挥局部治疗作用，也可通过皮肤粘膜的吸收发挥全身治疗作用。适用于疮疡肿痛，跌打损伤，蛇虫咬伤，水火烫伤，痔疮，及耳、眼、喉等五官科疾病。

在使用本类中成药时注意，有些药物作用强烈，甚至有些有毒，外敷时面积不宜过大，剂量不可过多，以免因吸收过多而产生毒副作用。

马应龙麝香痔疮膏

Mǎyīnglóng Shèxiāng Zhìchuāng Gāo

【处方来源】 经验方。

【处方组成】 麝香　牛黄　珍珠　炉甘石（煅）　硼砂　冰片

【制法】 以上6味分别粉碎成细粉，混匀，取凡士林785g及羊毛脂50g，加热，滤过，放冷至约50℃，加入麝香等细粉，搅匀至半凝固状，制成1 000g，即得。

【性状】 本品为浅灰黄色或粉红色的软膏；气香，有清凉感。

【功能】 清热解毒，活血化瘀，去腐生肌。

【用法与用量】 外用，涂搽患处。

【规格】 软膏剂每支10g。

【注意事项】　孕妇慎用或遵医嘱。

【贮藏】　密闭保存。

【临床应用】

（1）用于各类痔疮，肛裂，肛周湿疹，肛门肿胀疼痛，及手术后辅助用药等。

（2）用于手足皲裂，皮肤瘙痒，皮肤溃疡等。

【药理作用】

（1）抗炎：对二甲苯所致小鼠耳廓肿胀度有降低作用；对磷酸组织胺所致小鼠皮内色素渗出有抑制作用。

（2）镇痛：涂于小鼠足掌后，小鼠电刺激痛阈值升高。

（3）治疗实验性痔疮：对实验性痔疮家兔的肛周肿胀率有降低作用。

（4）止血：将剪断鼠尾置于本品中，其出血时间较对照组明显缩短。

如意金黄散

Rúyì Jīnhuáng Sǎn

【处方来源】　《外科正宗》。

【处方组成】　姜黄160g　大黄160g　黄柏160g　苍术64g　厚朴64g　陈皮64g　甘草64g　生天南星64g　白芷160g　天花粉320g

【制法】　以上10味粉碎成细粉，过筛，混匀，即得。

【性状】　本品为黄色至金黄色粉末；气微香，味苦、微甘。

【功能】　消肿止痛。

【用法与用量】　外用，红肿、烦热、疼痛，用清茶调敷；漫肿无头，用醋或葱、酒调敷，亦可用植物油或蜂蜜调敷：每日数次。

【规格】　散剂每袋15g。

【注意事项】　外用药，不可内服；痈疽疮疡已溃的创面及阴疽证忌用。

【贮藏】　密封。

【临床应用】

（1）用于痈疽肿痛，附骨疽，丹毒，流注，痄腮，恶脉，内痈，烫伤，跌仆损伤等。

（2）用于蜂窝组织炎，化脓性关节炎，痛风性关节炎，褥疮初起，化脓性毛囊炎，乳腺炎，静脉炎，结节性红斑，阑尾周围脓肿，骨折，及急性软组织损伤。

【药理研究】

（1）抗菌：对家兔感染伤口有治疗作用；对某些常见的化脓菌在体外有较强的抑制作用，其中对溶血性链球菌最敏感，其他依次为金黄色葡萄球菌、绿脓杆菌、大肠杆菌；能控制炎症范围，减小坏死面积，有效地激活小鼠腹腔内巨噬细胞，增强其吞噬能力，有极大的消化能力。

（2）抗炎：能抑制小鼠棉球肉芽肿生长及混合致炎剂所致的小鼠耳肿胀；有减轻肝包膜下出血和抑制癌细胞增殖，减轻癌感染坏死的作用。

（3）镇痛：对小鼠热板法镇痛作用明显。

（4）抗溃疡：对冷冻家兔引起的溃疡有减轻局部疼痛、水肿、渗出物过多和继发感染的作用，并能减轻冷冻疗法的局部作用和并发症。

冰 硼 散

Bīngpéng Sǎn

【处方来源】 《外科正宗》。

【处方组成】 冰片50g 硼砂（煅）500g 朱砂60g 玄明粉500g

【制法】 以上4味，朱砂水飞成极细粉，硼砂粉碎成细粉，将冰片研细，与上述粉末及玄明粉配研，过筛，混匀，即得。

【性状】 本品为粉红色的粉末；气芳香，味辛凉。

【功能】 清热解毒，消肿止痛。

【用法与用量】 吹敷患处，每次少量，每日数次。

【规格】 散剂每瓶装3g。

【注意事项】 虚寒性溃疡不宜用。

【贮藏】 密封。

【临床应用】

（1）用于热毒蕴结所致的喉痹，症见咽喉红肿疼痛，喉底或有颗粒突起，或伴发热、恶寒、头痛；牙龈肿痛，口舌生疮；乳蛾，症见咽喉肿痛，喉核红肿，表面有化脓性分泌物，咽干口渴，伴有发热、恶寒、头痛。

（2）用于治疗口腔溃疡，鹅口疮，牙龈炎，急性扁桃体炎，急性咽炎，中耳炎，腮腺炎，外伤性感染，新生儿脐炎，单纯性疱疹，过敏性皮炎，阴囊性湿疹等。

【药理研究】 抑菌：经药敏实验（弥散实验）表明，本品对金黄色葡萄球菌、大肠杆菌、白喉杆菌、卡他球菌等有抑制作用。

思考与练习

1. 试述外用类中成药的适用范围。
2. 应用外用类中成药时应注意什么？
3. 常用的几种外用类中成药的性状如何？
4. 常用的几种外用类中成药的功能有何异同，临床作用有何区别？
5. 试述马应龙麝香痔疮膏、如意金黄散、冰硼散的药理研究与功能及临床作用之间的关系。

第二章　本地区常用的中成药（略）

选择所在地区常用的中成药（40 种），进行学习。

第三章 中成药新药

五味治肝片

Wǔwèi Zhìgān Piàn

【处方来源】 研制方。

【处方组成】 虫草 头孢菌粉 刺五加等

【性状】 本品为淡黄色糖衣片，除去糖衣后显棕褐色；味苦。

【功能】 清热解毒，益气养阴。

【规格】 每片重0.25g（基片）。

【用法与用量】 口服，1次5片，1日3次，3个月为1个疗程；或遵医嘱。

【不良反应】 服药后偶见恶心，胃部不适，一般不影响疗效。

【注意】 孕妇慎用。

【贮藏】 密闭，置阴凉干燥处。

【临床应用】 用于证属毒热未清、气阴两虚的慢性活动性肝炎和慢性迁延性肝炎，症见气短乏力、恶心纳呆、两胁隐痛、脘闷腹胀、自汗盗汗、口干尿赤、黄疸等。

【药理研究】 本品具有降低转氨酶和促进肝损伤恢复的作用，并明显抑制鸭乙肝病毒及其脱氧核糖核酸，还可增强机体的免疫力。

龙生蛭胶囊

Lóngshēngzhì Jiāonáng

【处方来源】 研制方。

【处方组成】 黄芪 水蛭 川芎 当归等

【性状】 本品为胶囊剂，内容物为棕褐色粉末；气微腥，味微苦。

【功能】 补气活血，逐瘀通络。

【规格】 每粒装0.4g。

【用法与用量】 口服，1次5粒，1日3次。4周为1个疗程。

【注意】 孕妇忌服。

【贮藏】 密封，置阴凉干燥处。

【临床应用】 用于动脉硬化性脑梗塞恢复期中医辨证为气虚血瘀型中风中经络者，症见半身不遂，偏身麻木，口角歪斜，语言不利等。

【药理研究】 本品能降低家兔全血及血浆粘度、血球压积，抑制大鼠、家兔的血小板聚集和血栓形成，延长血浆复钙时间及小鼠出血时间，能增加犬脑血流量，降低脑血管阻力，改善实验性脑血栓大鼠运动状况和脑水肿。

金石清热颗粒

Jīnshí Qīngrè Kēlì

【处方来源】　经验方。

【处方组成】　柴胡　石膏　金银花　连翘　荆芥　牡丹皮等

【性状】　本品为棕色或深棕色颗粒，间有白色粉末；气微香，味微苦。

【功能】　解表清热。

【规格】　每袋装16g。

【用法与用量】　开水冲服，1次1袋，1日3次。

【注意】　素体脾胃虚弱者慎用。

【贮藏】　密封，置阴凉干燥处。

【临床应用】　用于风热感冒，症见发热、恶风、汗出，咽喉肿痛，咳嗽，头痛，鼻塞，流涕等。

【药理研究】

（1）抗菌：体内、体外抑菌方面疗效优良，如大肠杆菌、金黄色葡萄球菌、绿脓杆菌、肺炎球菌、流感杆菌、乙型溶血性链球菌、甲型溶血性链球菌等。

（2）解热：能降低三联菌苗所致家兔和2，4－二硝基苯酚所致大鼠的体温升高。

（3）抗炎、抗病毒：有一定的抗炎和减轻流感病毒鼠肺适应株 FM_1 引起的小鼠肺病变程度的作用。

金刚藤胶囊

Jīngāngténg Jiāonáng

【处方来源】　研制方。

【处方组成】　金刚藤

【性状】　本品为胶囊剂，内容物为淡黄色或棕黄色颗粒；气微香，味苦、涩。

【功能】　清热解毒，消肿散结。

【规格】　每粒装0.5g。

【用法与用量】　口服，1次4粒，1日3次，2周为1个疗程；或遵医嘱。

【注意】　孕妇忌服。

【贮藏】　密封。

【临床应用】　用于附件炎和附件炎性包块。

【药理研究】　镇痛：对小鼠疼痛反应有一定的抑制作用。

复方川芎胶囊

Fùfāng Chuānxiōng Jiāonáng

【处方来源】　研制方。

【处方组成】　当归　川芎等

【性状】　本品为胶囊剂，内容物为黄棕色粉末；具特异香气，味甜、略苦。

【功能】 活血化瘀，通脉止痛。

【规格】 每粒装0.37g。

【用法与用量】 口服，1次4粒，1日3次，饭后服用；或遵医嘱。

【注意】 孕妇或哺乳期妇女慎用。

【贮藏】 密封，置阴凉干燥处。

【临床应用】 用于冠心病稳定型心绞痛证属心血瘀阻者。

【药理研究】 本品明显抑制肾上腺素引起的兔胸主动脉收缩，缓解血管平滑肌痉挛；可改善大鼠及犬急性心肌缺血和心肌梗死程度；降低心肌耗氧量，增加冠脉流量，改善心肌供血供氧；抑制ADP诱导的血小板聚集；减轻动静脉旁路形成的血栓重量，并能延长血栓形成时间。

复方鳖甲软肝片

Fùfāng Biējiǎ Ruǎngān Piàn

【处方来源】 研制方。

【性状】 本品为棕褐色的片；味微苦。

【功能】 软坚散结，化瘀解毒，益气养血。

【规格】 每片重0.5g。

【用法与用量】 口服，1次4片，1日3次，6个月为1个疗程；或遵医嘱。

【不良反应】 偶见轻度消化道反应，一般可自行缓解。

【注意】 孕妇禁服。

【贮藏】 密封。

【临床应用】 用于慢性肝炎肝纤维化，以及早期肝硬化证属瘀血阻络，气血亏虚，兼热毒未尽，症见胁肋隐痛或胁下痞块，面色晦黯，脘腹胀满，纳差便溏，神疲乏力，口干口苦，赤缕红丝等。

【药理研究】 本品对肝纤维早期有明显阻断作用，并有抑制贮脂细胞增殖，减少胶原蛋白合成，降低胶原蛋白在Diss腔过量沉积，及溶解和吸收已形成的肝纤维化作用，还可有效地抑制肝纤维化 a_2（Ⅰ）mRNA的表达，能提高小鼠腹腔巨噬细胞吞噬功能。